DU ROLE

DE LA MÉDECINE ET DES MÉDECINS

DANS LA SOCIÉTÉ,

DE LEUR INFLUENCE SUR LE PROGRÈS

ET LA CIVILISATION,

PAR

A.-L. BOYER

Professeur à la Faculté de médecine de Montpellier, Médecin en chef de l'Hôpital Saint-Éloi.

(Extrait du Compte-rendu des travaux du Congrès scientifique de France, tenu à Montpellier, en décembre 1868.)

MONTPELLIER

J. MARTEL AINÉ, IMPRIMEUR DE L'ACADÉMIE
rue de la Blanquerie, 3, près de la Préfecture.

1869

DU ROLE

DE LA MÉDECINE ET DES MÉDECINS

DANS LA SOCIÉTÉ,

DE LEUR INFLUENCE SUR LE PROGRÈS ET LA CIVILISATION.

Messieurs,

Les rapports intimes de la médecine avec les diverses sciences et la philosophie qui en est la base et le couronnement, de celles-ci avec le progrès et la civilisation, ont été souvent indiqués, même à des époques très-éloignées de nous.

La connaissance de ces relations, utile à tous ceux qui s'occupent de notre art, est indispensable aux médecins qui l'enseignent. Ces derniers doivent sans cesse rappeler à leurs disciples et leur démontrer, au nom de l'histoire, que la médecine est un sacerdoce; que le médecin doit et peut faire le plus grand bien aux hommes et à l'humanité, quelle que soit la position dans laquelle il se trouve placé.

Ici, les maîtres de notre science communiquent un mouvement puissant à toutes les branches des connaissances humaines. Là, des médecins cachés dans les situations en apparence les plus obscures donnent les preuves les plus éclatantes de dévouement et de vertu ; tandis que ceux qui vivent dans les plus hautes régions sociales se servent de leur influence pour obtenir la fondation d'institutions, d'établissements humanitaires, ou les créent eux-mêmes, en consacrant leur fortune entière à ce noble usage. Notre Lapeyronie obtint de Louis XV, dont il était le premier chirurgien, la création de la grande Académie de chirurgie, l'organisation régulière de la chirurgie militaire.

Il fit construire à ses frais l'École de chirurgie de Paris et celle de Montpellier. Par ses soins, le sceptre de la chirurgie est passé pour jamais dans les mains de la France, et les chirurgiens, qui n'étaient que des ouvriers ignorants livrés aux œuvres les plus humbles, sont devenus des écrivains distingués, des médecins éminents.

On a rarement compris le rôle de la médecine dans les transformations heureuses qu'ont présentées les sociétés en se développant à travers le temps et l'espace, parce qu'on n'a pas suffisamment analysé les fonctions diverses que remplissent les médecins. Bordeu et quelques autres écrivains ont essayé de les distribuer en plusieurs classes reposant sur ces fonctions mêmes. Il passe successivement en revue les médecins physiciens, chimistes, naturalistes, imprimant à ces sciences et à l'industrie une impulsion vigoureuse ; les psychologistes scrutant l'âme humaine dans ses plus intimes replis ; les médecins légistes éclairant les législateurs ; les médecins qui vivent au milieu des camps, des hôpitaux, des épidémies ; les aliénistes ; les médecins livrés à la pratique civile, en rapport avec les hommes de tous les rangs, leur servant de lien, les rappelant au sentiment de la fraternité ; les médecins économistes sondant les grands problèmes sociaux, appelant sur eux la sollicitude qu'ils réclament, indiquant des réformes pratiques nécessaires et préparant leur avènement ; enfin, les médecins philosophes, traçant les règles et les axiomes de cette philosophie universelle qui domine toutes les sciences et détermine ces lois simples, harmonieuses, éternelles, qui gouvernent le monde et nous élèvent jusqu'au suprême législateur.

La question que nous soulevons en ce moment a fixé l'attention des génies du premier ordre, chez les anciens et chez les modernes. Elle a été traitée non-seulement par des médecins, mais aussi par des philosophes, des législateurs, des théologiens, des moralistes; par des savants de tous les genres, qui ont compris le rôle que devait jouer dans le monde, non pas tel ou tel médecin, mais l'ensemble des médecins et la médecine, considérés dans leur esprit même et dans le sens le plus large et le plus compréhensif. Ces grands hommes n'ont point regardé ce sujet comme purement médical. Ils lui ont donné une plus haute portée, et ont reconnu qu'il touchait à nos intérêts les plus chers. Dès qu'ils ont eu une idée précise de la philosophie, du progrès, de la civilisation véritable; dès qu'ils ont vu que la médecine est la science réelle et non point arbitraire de l'homme étudié tout à la fois au point de vue spéculatif et pratique, ils ont aperçu les relations profondes qui unissent ces différents objets et qui les rendent inséparables. En effet, comme le disait déjà Hippocrate, comme l'ont répété Platon, Aristote, Galien, Descartes, Leibnitz, etc., il n'y a qu'une philosophie vraie, mère de toutes les sciences; c'est elle qui a été spécialement enseignée par les médecins philosophes, en commençant par le vieillard de Cos. Toutes les autres n'en sont que des fantômes ou des débris. « Les systématiques, dit Bacon, donnent le nom de *mère* à leurs philosophies *fantastiques;* mais il n'y a qu'une *philosophie mère*, celle que professent tous les grands esprits (1). »

De même le *progrès* n'est pas le développement isolé d'un seul des modes dans lesquels se manifeste l'activité humaine, aux dépens de tous les autres; la *civilisation* n'est pas davantage cette apparence superficielle de bien-être qui se montre dans tel pays ou dans telle classe à la suite du *progrès* dans une certaine voie, au détriment de toutes les autres directions. Le progrès consiste dans le déploiement harmonique de toutes les facultés humaines marchant de front et parcourant simulta-

(1) Bacon *De augmentis scientiarum*, *lib.* 3, *cap.* 1.

nément toutes les routes qui peuvent leur être ouvertes ; la civilisation véritable est la conséquence de ce mode de progrès.

Au temps de Périclès et d'Alexandre, la Grèce était riche et puissante ; des génies éminents enfantaient des merveilles dans tous les genres ; la gloire militaire venait ajouter ses triomphes passagers aux conquêtes immortelles des sciences et des arts. Néanmoins, au milieu de ces enivrements, Hippocrate, Socrate, Platon et leurs disciples prédisaient à leur patrie une décadence inévitable, s'ils ne substituaient pas une civilisation solide à leurs institutions arbitraires qui mutilaient la nature humaine, parce qu'elles ne la connaissaient pas. C'est à la science de l'homme, à l'anthropologie, à la médecine, qu'ils demandaient des lumières. C'est là seulement qu'ils trouvaient les éléments des réformes dont ils démontraient l'indispensable nécessité.

L'antiquité n'a jamais marché sûrement dans la voie du progrès et de la civilisation, parce qu'elle est toujours restée sous le joug de l'esclavage et de l'idolâtrie. Vous êtes idolâtres, disaient à leurs concitoyens les médecins de Cos et l'école socratique, parce qu'au lieu d'adorer le vrai Dieu (τόν θεόν), vous adressez votre culte aux dieux de l'Olympe, qui ne diffèrent des hommes que parce qu'ils sont plus vicieux et plus puissants ; vous êtes esclaves, quoique vous proclamiez votre liberté, parce que vous n'obéissez qu'à vos préjugés et à vos passions sensuelles.

Ces réflexions rapides suffisent pour démontrer l'importance et l'étendue du problème que nous proposons. Il est vaste, difficile, complexe, composé d'éléments aussi nombreux que variés. Si l'on n'a pas renoncé à le résoudre, malgré les obstacles qu'on a rencontrés, c'est qu'on en a constaté toute la valeur.

Sa solution exige des analyses longues et délicates, des connaissances solides en médecine et en philosophie. Elle réclame de patientes recherches et de fermes résolutions.

Il s'agit, en effet, d'abord, de vaincre les préjugés qui nous obsèdent, et de prendre corps à corps ceux du monde qui nous entoure. Il faut ensuite s'emparer de la vérité, la démontrer, la répandre.

Rien de plus intraitable que les préjugés. Ceux qui cherchent à en triompher entreprennent une tâche immense. Portez sur eux une main hardie, même dans les moments les plus favorables, lorsque le temps semblera leur avoir enlevé tout leur prestige ; le monstre se réveillera pour vous dévorer, et si le vieil édifice s'écroule, il vous écrasera sous ses ruines. Parlez timidement de liberté au milieu d'hommes effrayés par les excès du démagogisme, on dira que vous êtes favorable aux débordements anarchiques ; vantez le calme et la mesure dans la liberté au moment où l'on confond la liberté avec la licence, et l'on vous accusera de célébrer les abaissements de la servitude.

Pendant le siècle de Louis XIV, lorsqu'on avait pour les grandeurs militaires un culte qui semblait justifié par nos succès, La Bruyère s'élevait philosophiquement contre ce préjugé qui paraît inhérent à la nature humaine, et qui fait verser tant de sang sur les champs de bataille ; on frappa de ridicule ses réflexions philanthropiques, comme on l'a fait plus tard pour les projets de paix perpétuelle de Kant et de Bernardin de Saint-Pierre. Néanmoins, rien n'est plus sage, aux yeux de la raison, que les observations de La Bruyère; il a su d'ailleurs les présenter sous une forme très-piquante. « Si l'on vous disait que les chats d'un pays se sont assemblés par milliers dans une plaine, qu'ils se sont jetés les uns sur les autres et se sont déchirés si impitoyablement, avec des miaulements horribles, que neuf ou dix mille sont restés morts sur la place, vous vous écrieriez : Quel abominable sabbat ! Si les loups en faisaient autant, vous vous récrieriez sur leurs hurlements, sur cette épouvantable boucherie. Mais si ces animaux vous disaient qu'ils font tout cela par amour de la gloire, ne ririez-vous pas de la stupide ingénuité de ces pauvres bêtes ? Et cependant, *de te fabula narratur*. »

Heureusement, les préjugés les plus funestes sont devenus plus maniables de nos jours. Grâce aux progrès de la civilisation, surtout en France, leur crédit est fort ébranlé. Ils ont été si souvent et si profondément dévoilés et attaqués sous toutes les formes, que l'opinion générale est disposée à en faire justice. Les excentricités, les doctrines extrêmes ont si fréquemment fait connaître leurs côtés faibles et leurs impuissances, soit dans la pratique, soit dans la théorie, que la conscience publique ne prend pas long-temps le change. Ils peuvent se montrer un instant avec bruit et faire fermenter à la surface les passions qu'ils mettent en jeu et sur lesquelles ils s'appuient, mais les racines leur manquent et leur règne est éphémère. Aussi ne partageons-nous pas ces doctrines désolantes qui voudraient nous faire croire à une décadence infaillible, sans remède. Certains hommes ne croient plus au soleil dès qu'ils aperçoivent des nuages. Il y a un milieu juste entre un imprévoyant optimisme et un pessimisme désespérant; entre les vaines terreurs des esprits timides qui s'immobilisent parce qu'ils ne voient pas dans quel sens ils peuvent marcher, les aspirations enthousiastes des intelligences trop hardies qui veulent courir à tout prix, les crédulités irréfléchies qui s'imaginent que tout mouvement est un progrès. Plus que tout autre, le vrai médecin peut affirmer que, malgré ses oscillations, l'humanité avance toujours, sous l'action constante et harmoniquement combinée de la Providence divine et de notre propre activité.

Le moment est donc opportun pour revenir sur une question aussi majeure, qui tient une large place dans les écrits actuels des médecins, des philosophes, des économistes, des historiens, des poëtes, des légistes, des savants, des théologiens, etc. Néanmoins, lorsque l'on consulte ces ouvrages, l'on s'aperçoit sans peine que les matériaux abondent sans être coordonnés. Chacun se place à son point de vue spécial et néglige tous les autres; le sujet est traité par fragments dont plusieurs sont précieux, mais il n'est pas envisagé dans son ensemble.

En étudiant l'histoire des sciences, on est vivement frappé de ce fait bien facile à établir: c'est que les hommes les plus illustres ont affirmé que la médecine touche à tout; que son étude, bien dirigée, ouvrirait à l'humanité de nouveaux et vastes horizons; qu'elle opèrerait parmi nous les transformations les plus profondes; que l'homme marcherait alors avec sûreté dans les voies de ce perfectionnement croissant qui appartient à sa nature et dont on ne peut assigner les limites. Malheureusement, ajoutent-ils, les médecins ne savent point assez ce que c'est que la médecine, ils n'en comprennent ni la puissance ni l'étendue; ils ignorent la vraie méthode, les vrais moyens à mettre en usage pour la cultiver, l'agrandir, la faire avancer. Les plus éminents parmi eux ont simplement soupçonné ces vérités ; tous les autres tournent dans un cercle vicieux.

Par suite de ces préventions contre les médecins, nous voyons des savants et surtout des philosophes très-éminents se livrer, un peu tard, à l'étude de notre science, juger les maîtres de l'art, et nous imposer des plans radicaux de réforme, sans se douter qu'ils répètent ce qu'ont dit avant eux les médecins du premier ordre, ou du moins sans paraître s'en apercevoir. Nous n'en citerons qu'un exemple, en disant quelques mots de Bacon. Le chancelier de Vérulan exalte beaucoup la médecine, et lui promet un avenir prodigieux, pourvu qu'on la refasse en entier d'après ses conseils. La philosophie pour lui se compose de trois parties : la *science de l'homme*, la *science de la nature*, la *science de Dieu (théologie* naturelle ou révélée). La théologie révélée est un objet à part réservé aux théologiens sacrés. Il ne reste donc dans le domaine scientifique, proprement dit, que les trois autres : *science de l'homme, de la nature, théologie naturelle*. Parmi ces trois branches des connaissances humaines, la première est la reine de toutes les autres, car ce n'est point la nature qui est le *miroir de Dieu, c'est l'homme qui est à la fois le miroir de Dieu et celui de la nature*. La véritable connaissance de l'homme est la clef de toutes les sciences. pour une foule de raisons très-solides que Bacon développe en y revenant souvent.

La science de l'homme, l'anthropologie, qui appartient spécialement aux médecins, domine donc de très-haut tout le reste. Aussi Bacon s'en est-il occupé d'une manière spéciale. Il parle beaucoup d'Hippocrate, de Galien, de Celse et d'un nombre considérable de médecins de tous les temps, de tous les lieux, sans excepter ses contemporains. Évidemment il les a lus tantôt avec une grande attention, tantôt en les parcourant, mais il est tout aussi certain qu'il les a médiocrement compris. Ses jugements à leur égard varient à chaque instant. Tantôt il les censure en accompagnant leurs noms d'épithètes très-peu académiques à nos yeux, malgré notre tolérance pour l'*humour britannique,* tantôt il les loue avec beaucoup de raison. Dans certains passages il leur emprunte, en les citant ou sans les citer, ses idées les plus solides et ses plus brillantes images ; dans d'autres il leur attribue des doctrines insoutenables et les accepte en s'appuyant sur leur autorité ; très-souvent il combat leurs meilleures doctrines et leur substitue des opinions fondées sur des préjugés si étranges qu'il aurait dû s'en défendre. Tous les médecins éminents de son époque les avaient renversés par d'irrésistibles arguments. Joseph de Maistre, qui l'a combattu avec un véritable acharnement, mais avec un talent et une science remarquables, l'a conduit sur ce terrain où il ne lui a pas été difficile de le terrasser sous les coups de sa sanglante ironie. Nous devons regretter que, dans son examen de la philosophie de Bacon plein de vues neuves et originales, le spirituel auteur des *Soirées de Saint-Pétersbourg* n'ait vu que les défauts de sa philosophie, et qu'il ait contesté tant de services réels qu'on ne saurait méconnaître. Nous devons déplorer surtout qu'il se soit efforcé de le rendre odieux en l'accusant de matérialisme et d'athéisme hypocritement déguisés, et bien éloignés de sa pensée.

Bacon arrive à des conclusions que l'on peut ainsi résumer. La médecine deviendrait la plus noble des sciences ; elle servirait de guide à toutes les autres et serait la plus utile à l'humanité, si elle était cultivée par des médecins philosophes, c'est-à-dire par des hommes possédant la vraie méthodologie, la vraie science de la nature, la véritable philosophie première. Ces conditions sont difficiles à remplir ; aussi les médecins les plus célèbres ne se sont-ils pas approchés, même de très-loin, de ce type philosophique. La médecine n'est encore que rudimentaire ; il faut la recommencer en entier. La première partie de ces conclusions renferme la doctrine que nous soutenons ; la seconde était empreinte d'injustice même à l'époque où écrivait le chancelier d'Angleterre. Il y a été conduit par des préventions et par le défaut de connaissances positives dans l'histoire de la médecine et des médecins. Du reste, on pourrait le réfuter par ses écrits mêmes.

La plupart des autres savants étrangers à la médecine ont rendu justice à cette science considérée en elle-même ; plusieurs d'entre eux ont décerné aux grands médecins les éloges les mieux mérités. Néanmoins, leur génie n'a pas pu suppléer à l'insuffisance de leurs études sur notre art et sur les hommes qui l'ont cultivé avec le plus d'éclat. Leurs appréciations générales sont exactes; beaucoup d'arguments décisifs, de preuves topiques leur ont manqué. Ils ont saisi la vérité dans quelques-uns de ses éléments, sans parvenir à la démontrer, à la présenter dans son ensemble et sous son jour le plus favorable.

L'œuvre que nous proposons pourrait être la conclusion d'une histoire philosophique de la médecine. Ce livre n'a pas encore été écrit. Kurt Sprengel en avait conçu l'idée fondamentale. Il avait eu la pensée de tracer l'histoire du progrès en médecine, dans les sciences, la philosophie, la civilisation, en les faisant marcher de front et dans un constant parallélisme, afin de constater et d'expliquer leurs rapports. Malheureusement son ouvrage, malgré sa vaste étendue, n'atteint pas le but qu'il s'était proposé. L'histoire que nous a laissée Kurt Sprengel est une publication hâtive d'un jeune homme qui manque de maturité, qui ne connaît que très-imparfaitement la médecine, la philosophie, les sciences, la civilisation, le progrès. Ce livre nous étonne d'abord par une érudition immense, car l'auteur passe en revue toutes les doctrines philosophiques, scientifiques, médicales ; il les juge dans leurs rapports avec le génie des diverses époques. Mais lorsqu'après des recherches longues et profondes sur les mêmes sujets, on contrôle les détails de cette longue histoire, on revient de ses premiers éblouissements. L'on s'aperçoit que son érudition est presque toute de seconde main, et que ce grand monument est à refaire si l'on veut réaliser l'idée qu'il a seulement indiquée. Quand Sprengel a été mûri par l'âge et un travail incessant, il n'a pas retouché son œuvre primitive, et a publié une multitude d'écrits remarquables sur une foule de sujets, spécialement sur la botanique.

Cette lacune aurait pu être fructueusement remplie par Büchez, qui réunissait en lui les qualités principales nécessaires pour écrire une histoire philosophique de la médecine. Mais ses idées systématiques l'ont entraîné dans une direction exclusive en histoire, en philosophie et même en médecine, et l'ont conduit, à la fin, à déserter nos rangs pour devenir tout-à-fait un homme politique.

Notre science, c'est-à-dire la science de l'homme, a un cachet évident d'universalité. Ce caractère nous impose des devoirs majeurs, et exige en même temps la plus prudente réserve, si nous voulons échapper à des séductions dangereuses. Sans doute le médecin doit avoir des connaissances positives sur un nombre considérable d'objets, et, parmi nos grands maîtres, il en est plusieurs qui nous étonnent par l'étendue, la profondeur, la variété de leur savoir. Mais il faut rester médecins avant tout. Toutes nos excursions dans les autres domaines seront faites à son profit. Dès qu'elles dépassent certaines limites et ne peuvent pas servir au perfectionnement de notre art, arrêtons-nous, car nous succomberions sous le poids d'un bagage inutile. Étudions l'histoire, la philosophie, la morale, la théologie, les sciences, rien de mieux si nous pouvons y suffire; seulement rappelons-nous que tout cela doit tourner à l'avantage de l'art médical. Évitons les débats passionnés qui nous tendent leurs piéges sur tous ces terrains délicats, car les passions et les idées systématiques exclusives égarent et faussent l'esprit même chez les hommes dont le jugement est le plus sûr. Que la spéculation ne nous éloigne pas des faits et de la pratique. Le médecin qui vit dans la théorie seule et qui ne la contrôle point auprès des malades, court grand risque de ne plus voir la nature qu'à travers un prisme. S'il se mêle imprudemment aux orages de la politique, il y perdra tout au moins un temps précieux, et apportera dans ses recherches médicales des préoccupations, des principes puisés dans des éléments qui leur sont trop étrangers. Büchez en est un exemple : esprit large, vaste, original, il a étudié sérieusement la philosophie, l'histoire, la philosophie de l'histoire, la médecine, ainsi que le prouvent son *Traité de philosophie* (3 vol.), sa *Philosophie de l'histoire*, ses nombreux écrits sur divers points spéciaux d'histoire et de médecine. S'il avait profité de ses travaux préliminaires et de toute la science qu'il avait acquise, pour entreprendre une histoire complète de la médecine; s'il lui avait consacré son temps et ses hautes facultés, il se serait dépouillé des préjugés systématiques qui voilent plus d'une fois dans ses meilleurs écrits d'importantes vérités, et nous aurait laissé une histoire vraiment philosophique de notre art, que nous attendons encore aujourd'hui.

Nous pouvons écrire maintenant une histoire philosophique de la médecine et des médecins, en résumant, retouchant, coordonnant d'excellentes monographies, et les disposant dans un ordre et d'après des vues qui, sans les altérer, leur donnent une harmonieuse unité.

Cette œuvre laborieuse nous occupe depuis bien des années. C'est là que nous avons puisé l'idée de notre sujet, notre plan, nos matériaux.

Un volume serait insuffisant pour en développer les points principaux ; nous ne l'entreprendrons pas en ce moment. Nous voudrions donc simplement, Messieurs, entrer avec vous un instant dans ce vaste domaine, non pour le parcourir en entier, mais pour en indiquer les richesses. Ce n'est pas un tableau que nous aspirons à peindre, c'est une esquisse que nous essayons de tracer. Il est à regretter que des mains habiles n'aient point construit cet important édifice, ou qu'elles ne se soient pas du moins attachées à nous montrer ses diverses parties disposées de manière à nous faire saisir leurs relations et leur ensemble. Ce dernier objet est celui que nous nous proposons dans nos indications rapides. Afin de justifier ou d'excuser une entreprise utile, mais dont on comprend sans peine les difficultés, nous dirons avec l'orateur romain : « *Non tàm vocatus quàm derelictus, malui me quàm neminem* » ; nous aimons mieux traiter incomplètement une question si intéressante que de la laisser dans l'oubli.

Nos documents devront être puisés à trois sources : 1° nous porterons nos regards sur les écrits des auteurs du premier ordre qui ont reconnu la grandeur de l'art médical et son caractère éminemment humanitaire ; 2° nous marquerons son rôle

2

social et ses rapports nécessaires avec les diverses branches de la philosophie et des connaissances humaines ; 3° nous confirmerons ces principes par quelques documents empruntés à l'histoire de la médecine et des médecins ; nous prouverons par les faits mêmes qu'ils ont rempli dignement la haute mission qui leur est confiée. Nous serons heureux si quelques mots sur chacun de ces points suffisent pour signaler les bases sur lesquelles reposent nos profondes convictions.

CHAPITRE PREMIER.

Documents tirés des témoignages des grands hommes.

Tous les esprits les plus éminents, soit parmi les anciens, soit parmi les modernes, ont déclaré d'une voix unanime que la médecine est la base des sciences et de toute saine philosophie, que celle-ci doit en sortir tout entière. En effet, disent-ils, la médecine ne s'occupe pas seulement d'une psychologie abstraite et spéculative ; elle étudie tout l'homme, son corps, son âme et les liens qui les unissent (les rapports du physique et du moral). Les médecins n'arrivent à l'*homme idéal*, au type *humain parfait* dont la réalisation de plus en plus complète doit être l'objet de la civilisation la plus avancée, qu'après avoir étudié les *hommes* avec toutes les formes variées que leur donnent les climats, les mœurs, les habitudes, les institutions sociales. En voyant les hommes dans tous les temps, dans tous les lieux, dans toutes les circonstances ; en pénétrant dans les replis les plus cachés de leur conscience ; en recevant d'eux les confidences les plus intimes sur les causes réelles des maux qui les affligent, le médecin connaît réellement les hommes. Mieux que le moraliste, mieux que le poëte, mieux que le romancier, il peut rédiger non pas le roman plus ou moins historique de tel ou tel peuple, de tel ou tel homme, de telle ou telle classe sociale, mais l'histoire vivante de l'humanité. Les autres écrivains, sans excepter les philosophes, sont des artistes qui veulent briller et nous intéresser en sacrifiant même la vérité à la pureté des contours, à la grâce du style, à l'éclat des couleurs.

Le médecin néglige ces artifices de perspective, ces magiques décors, ces poétiques inspirations ; il peint fidèlement la nature sans la surcharger, sans la rendre plus belle ou sans essayer de l'assombrir.

Gardons-nous de croire que le médecin soit simplement un peintre. S'il dévoile les grandeurs de l'homme et ses faiblesses, ce n'est point seulement pour le rabaisser ou l'exalter, pour exciter le rire sur ses travers, pour arracher des larmes sur ses malheurs. Quand il met à nu les passions qui le déchirent, les préjugés qui l'aveuglent, les vices qui le dégradent, il ne cherche pas à en offrir le triste et désolant spectacle ; il veut y porter le feu quand il le faut afin de les détruire, ou y déposer des baumes plus doux et plus salutaires ; car sa mission n'est pas d'affliger, mais de consoler, de soulager, de guérir. Il comprend que le but constant de l'humanité est de se fortifier et de grandir. Il travaille donc l'homme pour qu'en parcourant dans l'espace et le temps son incessante évolution, il presse le pas, franchisse promptement les obstacles et devienne rapidement ce qu'il doit être, c'est-à-dire plus fort et plus grand. Ανθρώπου ψυχὴ φυεταὶ μέχρι θυνάτου. (*Épid.* 6, sect. 5, N° 5). L'âme humaine grandit toujours, disait Hippocrate, il y a plus de deux mille ans : le devoir du médecin est de surveiller et de hâter son développement.

Dans tout cela, Messieurs, nous n'inventons rien, nous ne sommes que l'écho fidèle et bien affaibli des génies du premier ordre, dont il serait très-utile de citer les textes afin d'en peser la valeur : mais le nombre en est si considérable que cette étude seule formerait un ouvrage ; nous nous bornerons à quelques-uns.

Nous devrions commencer par Hippocrate. Il mériterait cet honneur, car il n'est pas seulement le père de la médecine, il est aussi le père de la véritable philosophie, de cette haute science qui, dans sa fécondité merveilleuse, ramène à leur inséparable unité tout ce qu'il y a de plus réel, de plus utile, de plus vivant dans la pratique, tout ce que la spéculation nous offre de plus sublime et de plus éclatant. Nous nous contenterons d'invoquer le témoignage de Galien.

Dans son traité *De placitis Hippocratis et Platonis,* le médecin de Pergame démontre, avec son immense érudition, que Platon et son maître Socrate, qu'Aristote et le chef du Portique, qu'en un mot, tous les philosophes et toutes les doctrines considérés dans les vérités qu'elles renferment, au point de vue de la méthode et des principes fondamentaux, sont des enfants légitimes du vieillard de Cos et de son école. Grâce aux découvertes historiques qui sont une des gloires de notre époque, nous pouvons ajouter des preuves irrécusables à celles que nous a fournies Galien.

N'allez pas croire, Messieurs, que nos paroles soient inspirées par le fanatisme médical. Si nous nous renfermions dans le cercle étroit du sentimentalisme professionnel, vous les repousseriez comme indignes de vous, de notre École, de l'auguste majesté de notre art. Mais nous avons vécu avec vous dans cette enceinte réservée, nous y avons prêté comme vous le serment hippocratique, qui proscrit le mensonge et prescrit le devoir. Si nous avons le culte de notre art, nous plaçons au-dessus de lui le culte de la justice et celui de la vérité. Si l'on proclame la noblesse et la grandeur de la médecine, c'est dans ses œuvres seules qu'elle doit trouver tous ses titres. La voix impartiale de l'histoire parlera pour elle ; il nous suffira de l'écouter.

Voici quelques extraits de Galien. « Lorsque Platon voulut étudier la psychologie, il lui appliqua, d'après son aveu, la méthode et les principes à l'aide desquels Hippocrate avait embrassé la science de l'homme dans son entier. Les œuvres de Platon montrent qu'Hippocrate est l'auteur qu'il a le plus médité, le plus admiré, celui qu'il s'est le plus efforcé d'imiter (1). Les bases de la science *démonstrative* ont été posées par Hippocrate. Aristote les a adoptées, étendues, largement appliquées (2).

La *méthodologie* toute entière est une œuvre *hippocratique ;* car le vieillard de Cos ne fut pas seulement le créateur de la méthode expérimentale dont il a laissé de si beaux modèles, il porta la méthode rationnelle au même degré de splendeur. Il ouvrit la voie à Aristote et à Théophraste, aussi bien qu'à Platon

(1) Galien, *De methodo medendi.*

(2) *Comment. sur le traité des humeurs.*

et à son école ; tous s'attachèrent à développer en divers points sa méthode et ses principes. Aussi sa philosophie est-elle plus exacte, dans l'ensemble, que celle des académiciens, d'Aristote et du stoïcisme : il ouvrit à tous les sources de la vérité, le sanctuaire de toutes les sciences (1). »

« Hippocrate fut, dans toutes les voies, notre guide et notre appui. Nous avons trouvé dans ses écrits tout ce qu'il y a de capital dans les nôtres ; nous n'avons eu qu'un seul mérite, celui de les vulgariser. Remontons donc jusqu'au divin vieillard, le plus grand des médecins et le chef des vrais philosophes (2). » C'est ainsi que le fier Galien s'incline devant son maître dans son livre remarquable : « *Quod animi mores temperamenta sequuntur.* »

Répèterons-nous, après cela, le vers satirique qu'on nous lance chaque jour ?

Hippocrate dit oui et Galien dit non.

Nous dirons simplement aux gens du monde : Voilà comment les poëtes et vous-mêmes écrivez et burinez notre histoire. Un trait piquant suffit pour condamner un homme ou une époque.

On objectera peut-être qu'en exaltant Hippocrate et la médecine, Galien a obéi à sa vanité d'artiste, à son amour-propre d'auteur. Avec de pareils arguments, nous serions conduits à rejeter les témoignages de tous les médecins, c'est-à-dire des hommes les plus compétents quand il s'agit de médecine. Heureusement, nous pouvons démontrer par l'examen direct des preuves que Galien a accumulées et par celui des œuvres de Cos comparées à celles des philosophes, que le portrait tracé par le médecin de Pergame n'est point flatté. Il représente des faits d'une exactitude incontestable. D'ailleurs, si la médecine et les médecins ont été loués par Hippocrate, Galien, Celse, les Arabes (Avicenne, Averrhoës, etc.), Marsile Ficin, les Scaliger,

(1) *Meth. med.* ; *de arte*, *de medico*, *de nutritione*, *de articulis*, *de placitis Hippocratis et Platonis*.

(2) *Quod animi mores temperamenta sequuntur*. V. pour les développements L. Boyer, *Dictionnaire de physiologie*, art. *Hippocrate*, in-4° (1861), pag. 658 et suiv. : traduction avec commentaire de quelques écrits d'Hippocrate (1855) ; Commentaire du traité de Stahl : *De philosophiâ Hippocratis* (1858), pag. 34 et suiv.

Van-Helmont, Locke, T. Browne, etc., c'est-à-dire par des hommes aussi habiles en médecine qu'en philosophie, des éloges aussi grands ont été donnés par les esprits les plus distingués, en dehors de l'art médical, soit à notre science, soit même à ceux qui l'ont cultivée avec un mérite supérieur. Nous n'aurions qu'à citer Platon, Aristote, Cicéron, Plotin, Marc-Aurèle, S. Augustin, S. Thomas, Bacon, Descartes, Leibnitz, etc. Nous ferons seulement quelques emprunts à ces trois derniers.

Bacon, ainsi qu'on l'a déjà vu, avait beaucoup plus d'estime pour la médecine que pour les médecins. Examinons de plus près ses pensées. « La médecine est un art remarquable par sa noblesse, aussi les poëtes lui ont-ils donné la plus illustre origine. Elle a pour pères Apollon et son fils Esculape, qui fut tout à la fois un dieu et un médecin. Le Christ, rédempteur des âmes, fut aussi médecin des corps. Il n'a fait aucun miracle pour l'argent et les honneurs ; il en a fait pour rappeler les morts à la vie, pour soutenir la santé, soulager les malades et les guérir. La structure du corps humain est si délicate, que l'art médical est extrêmement difficile et fort sujet à l'erreur. Notre corps, par la multitude, la variété, la finesse de ses éléments, est comme un instrument de musique très-sujet à se déranger. La comparaison du médecin avec Apollon est pleine de justesse, car il est le dieu de la lumière et de la musique. Le soleil est l'auteur, la source de la vie ; le médecin en est le conservateur et, en quelque sorte, la seconde source. Le génie des médecins se rapproche aussi de celui de la musique ; car le médecin ne doit toucher à l'homme que pour lui faire rendre des sons harmonieux, et, lorsqu'il y survient quelque dérangement, sa mission est d'y rétablir l'harmonie (1). »

Jusque-là Bacon semble commenter la phrase célèbre d'Hippocrate : « *Medicus philosophus Deo similis.* » Mais, tandis qu'Hippocrate croit à l'existence réelle du médecin philosophe et de la médecine philosophique, Bacon les entrevoit à peine dans l'avenir.

D'abord les médecins, en général, ne s'élèvent pas assez

(1) Bacon, *De augmentis scientiarum*, *lib.* 4, *cap.* 2.

au-dessus du métier médical et rétrécissent ainsi leur intelligence ; souhaitons que « *Medici non sint toti in curarum sordibus.* » Les médecins doivent prescrire à propos une saignée, un purgatif, ou pratiquer une amputation : cela ne suffit point et, quand on ne veut pas rester médicastres, l'on porte plus haut ses regards

Bacon exige avec raison que, tout en s'attachant aux curations médicales, l'homme de l'art embrasse la science dans de plus vastes proportions.

Il faut, avant tout, « qu'il soit versé dans la philosophie, car la médecine qui n'est pas fondée sur cette science est une chose misérable ; seulement sa philosophie doit être la vraie, et non tel ou tel système de peu de valeur, comme le méthodisme, le chymisme, etc. La philosophie naturelle ne sera utile en médecine que lorsqu'elle aura changé son caractère et ses fondements. *(Ibid.)* »

Les connaissances du médecin doivent être solides et étendues. « On a tort de blâmer ceux d'entre eux qui se sont montrés poëtes, rhéteurs, critiques, antiquaires, politiques, théologiens, etc. S'ils ont voulu acquérir toutes ces connaissances, ce n'est point pour se délasser de leurs occupations habituelles, tristes et fatigantes ; c'est parce qu'ils se sont dit : Puisque nous sommes vraiment des hommes, rien de ce qui concerne l'humanité ne peut nous rester étranger. »

« L'anthropologie embrasse la science de l'âme, celle du corps, celle de leur union *(doctrina fœderis)*. »

« Le médecin a d'abord trois offices : conserver la santé, guérir la maladie, prolonger la vie. Sous le premier rapport comme pour le second, l'art médical laisse infiniment à désirer » Ici Bacon trace ses plans d'hygiène, de pathologie, de thérapeutique, de matière médicale. Plusieurs de ses conseils sont excellents ; seulement il oublie les sources où il les a puisés. Long-temps avant lui, des médecins célèbres avaient donné les mêmes préceptes, plus développés, mieux conçus, et en avaient fourni des applications nombreuses.

On a confondu, d'après Bacon, l'art de prolonger la vie avec l'hygiène et la thérapeutique. Cette branche de la science médicale a été tout-à-fait oubliée. Une semblable erreur prouve que l'érudition du chancelier d'Angleterre n'était pas irréprochable. Il n'est pas le créateur de la *macrobiotique*.

Embellir le corps, porter remède aux difformités, rendre la mort moins cruelle par l'*euthanasie*, forment de nouvelles attributions de la médecine. Ce sont là des découvertes baconiennes qui ne lui appartiennent pas davantage.

« L'étude de l'âme (la psychologie) comprend la doctrine des facultés vitales (végétatives, sensitives) et des facultés noologiques (intellectuelles et morales), qui élèvent l'homme bien au-dessus de tout le reste en lui donnant une nature à part et lui assurant, dans une vie future, une existence nouvelle. Les médecins ont laissé bien des travaux sur ce sujet ; mais ils sont très-insuffisants. » Ce jugement démontre simplement l'insuffisance des recherches de Bacon. S'il avait lu les médecins qui se sont occupés avec succès de l'histoire naturelle et de la psychologie, il n'aurait pas commis plusieurs énormités botaniques, zoologiques, noologiques, et n'aurait point soutenu, par exemple, que la graine de choux pouvait produire des navets ou des chênes.

Mêmes remarques pour la *doctrine de l'alliance* (rapports du physique et du moral). Bacon avoue que les médecins ont saisi certaines influences du corps sur l'âme et de l'âme sur le corps; néanmoins, le premier objet a fixé leur attention plus que le second, et ils n'ont point assez précisé les liens qui les unissent. Bacon ne sort point, dans ses indications, des plus vagues généralités.

En résumé, l'auteur du *Novum organum* prouve l'importance de la médecine, ses relations avec la philosophie, la civilisation, etc., en indiquant les parties qui la constituent et la mission qu'elle doit remplir. Lorsqu'il affirme que les médecins n'ont pas connu la grandeur de cette science et qu'ils ont fait très-peu pour elle, on repousse ces assertions, car c'est à eux qu'il a emprunté les vérités dont il se croit l'inventeur, et ils ont exécuté les choses majeures qu'il les accuse de n'avoir pas même entreprises. « Nous savons, dit Bacon, que notre vie n'est qu'un pélerinage de courte durée ; cependant nous n'en devons pas moins imiter le voyageur prudent qui, pendant sa route, ménage sa chaussure et ses vêtements. Quoique le corps ne soit que le vêtement de l'âme, nous lui devons protection et respect *(Ibid.)* » On ne reprochera point aux médecins de ne pas donner leurs soins à ce corps si fragile.

« Mais si le médecin doit le connaître et veiller à sa conservation, il doit porter aussi ses regards sur cette âme qu'il enveloppe et qu'il asservit souvent, tandis qu'il devrait la servir. Cette branche de l'anthropologie est la partie la plus délicate et la plus importante de la science médicale ; car il est plus difficile et plus glorieux, en agissant sur l'homme entier, de redresser, d'embellir l'âme, que de redresser et d'embellir le corps. Donner à l'homme et à tous les hommes *mentem sanam in corpore sano*, c'est le beau idéal de toute la science, c'est le problème auquel la médecine ne saurait échapper. »

On disait à Bacon : Si la médecine ne peut point échapper à ce problème, le problème échappe encore aux médecins. Le chancelier anglais, qui apercevait déjà les progrès réalisés depuis deux siècles, répondait avec Hippocrate : La vie est courte, l'art est long ; s'il y a peu de grands médecins, la médecine n'en est pas moins une grande chose. Cela veut dire que notre art exige du temps, un courage, une persévérance indomptables, une foi absolue dans notre avenir. Malgré les préjugés les plus enracinés, les résistances les plus aveugles et les plus opiniâtres, nous redressons les difformités, nous les prévenons, nous étendons la vie moyenne, nous domptons et suspendons la douleur; nous rendons la vie, le mouvement, l'intégrité des fonctions à des parties qui les ont perdus ; nous arrachons des malades à une mort certaine. Une portion du programme de Bacon ne nous échappe plus ; nous montons plus haut chaque jour. Pourquoi, par une association intime avec tous les hommes d'intelligence et de cœur, ne réveillerions-nous pas aussi dans les cœurs et les intelligences cette puissance secrète, cette sève virile qui peut languir et sommeiller quelquefois, mais qui reparaît tout-à-coup avec une force nouvelle ? Le père Gratry prophétise cette œuvre pour le XIXe siècle : prêtez-nous donc, Messieurs, vos jeunes et généreux efforts. car le XIXe siècle, c'est vous.

Du reste, notre grand Descartes releva bientôt le défi jeté à Bacon. « Les rapports du physique et du moral sont si intimes, dit-il, dans son discours sur la méthode, que c'est à elle qu'il faut demander la solution des problèmes qui intéressent le plus *la grandeur et le bonheur de l'humanité.* Je vais consacrer le temps de vie qui me reste à exécuter les recherches et les expériences nombreuses que je conçois dans une science si nécessaire (1). » Ce fut alors qu'il vulgarisa les théories physiologiques d'Harvey ; qu'il écrivit ses traités sur la formation du fœtus, sur les passions de l'âme, etc. Son amour pour la médecine lui coûta la vie. Il se rendit à la cour de Suède pour accomplir, sous le patronage de la reine Christine, les études et les expériences anatomiques et physiologiques qu'il avait projetées, et mourut sous les rudes étreintes de cet âpre climat que son ardeur scientifique lui faisait courageusement affronter.

Leibnitz suivit, à un autre point de vue (celui de l'érudition), la route indiquée par Descartes. Il étudia avec profondeur tous les grands médecins anciens et modernes, qu'il cite et commente à chaque instant ; il annota Van-Helmont, entretint un commerce épistolaire permanent avec les nombreux médecins philosophes de son époque, et stimula leur ardeur en leur répétant sans cesse que les plus grands problèmes scientifiques et humanitaires étaient des problèmes médicaux. Son ami le médecin Gessner démontra dans un long mémoire, que Leibnitz avait emprunté son harmonie préétablie et ses monades au premier livre si curieux et si peu lu aujourd'hui du traité hippocratique sur le régime (en trois livres). Leibnitz répondit qu'il le savait et ne s'en défendait pas. Or, ce traité, comme le commentaire de Van-Helmont, comme celui de Leibnitz, comme celui de Bordeu, contient déjà l'idée-mère de la théorie moderne sur la cellule. Il serait aussi injuste qu'étrange de leur demander cette rigueur démonstrative que nous lui donnons aujourd'hui. Notre Papin n'a pas construit les chemins de fer et les bateaux à vapeur, et

(1) « On pourrait s'exempter d'une foule de maladies du corps et de l'esprit, si l'on connaissait assez leurs *causes* et les *remèdes* dont la nature nous a pourvus. » (*Méthode*, 6e partie.)

cependant on peut dire qu'il les a découverts. On peut suivre la filiation. Les idées les plus riches, les plus fécondes en applications utiles, celles qui amènent dans les sciences et dans le monde les transformations les plus profondes, exigent toujours un temps considérable pour accomplir leur entière évolution.

CHAPITRE DEUXIÈME.

Des connexions nécessaires de la médecine avec la philosophie et les sciences, déduites de leur nature. — Rôle social de la médecine.

ARTICLE Ier. — Des rapports naturels de la médecine avec les sciences et la philosophie.

Nous avons rappelé que ces rapports n'ont échappé à aucun des hommes supérieurs qui se sont placés assez haut pour embrasser d'un regard ferme et assuré l'ensemble des choses et des sciences qui les représentent. Il est facile de s'en assurer. Forcé d'abréger et de ne signaler que des points culminants, nous nous sommes borné à citer Bacon, Descartes, Leibnitz; nous l'avons fait en peu de mots. Indiquons ici rapidement ce qu'il y a de plus majeur dans notre sujet.

Les sciences peuvent être divisées en sciences méthodologiques, naturelles (physique, chimie, histoire naturelle), psychologiques, morales, métaphysiques, etc. Elles ont toutes des connexions intimes avec la médecine. Il n'en est aucune qui n'ait été illustrée par des médecins et qui ne leur doive leurs progrès les plus importants.

Tout ce qui a été fait de plus saillant dans l'antiquité sur ces différents sujets appartient presque entièrement à des médecins. Les sciences philosophiques ont été cultivées par eux avec le plus grand succès. Nous regrettons qu'on n'ait pas écrit un ouvrage complet de philosophie emprunté aux médecins anciens, tels qu'Hippocrate, Celse, Galien, Sextus Empiricus, etc.; l'histoire de la science y serait toute entière dans ses bases fondamentales. Ces matériaux n'ont été qu'imparfaitement utilisés, malgré les documents précis fournis par Galien et quelques-uns de ses successeurs.

Ainsi, dans les écoles médicales antiques et surtout dans celle de Cos, on enseignait d'abord, comme introduction nécessaire à la médecine, la méthode et la logique, la physique, la métaphysique, la psychologie, la morale privée et publique ; l'on exposait les divers systèmes connus. Cette exposition était suivie d'un examen critique dans lequel chaque théorie (physique, atomique, panthéistique, vitaliste, animiste, etc.) était considérée sous ses divers aspects, puis dominée par une théorie vraiment *éclectique*.

Nous avons montré ailleurs comment on peut exhumer cette philosophie entière, des débris imparfaitement explorés de l'enseignement hippocratique ; nous aurons bientôt à y revenir.

L'étude de Galien, au point de vue philosophique, est bien plus riche et serait beaucoup plus fructueuse. Elle a été à peine essayée. Il serait possible d'aller plus loin, et de publier un cours complet de philosophie et de son histoire, rédigé d'après les seuls ouvrages des grands médecins des diverses écoles et des différentes époques. On verrait alors tout ce que notre art a fait pour la philosophie vraie et pour toutes ses branches. Une œuvre pareille, bien conduite, étonnerait par ses résultats positifs. Elle ne serait pas seulement glorieuse pour notre art ; elle serait éminemment utile pour la philosophie qui soupçonne, sans les connaître, les trésors que nous pourrions lui donner (1).

On peut, du reste, le deviner *à priori*.

1° *Méthodologie*. La méthode est le flambeau des sciences. Plus une science est vaste et complexe, plus ceux qui la cultivent ont besoin de se créer une méthode parfaite. Tous les philosophes ont reconnu les difficultés de la médecine, tous ont affirmé que les médecins ont fait une étude spéciale de la méthodologie. Les uns, comme Bacon et Descartes, tout en déclarant qu'ils avaient imparfaitement réussi, leur ont emprunté leurs meilleurs préceptes. D'autres, plus justes et plus érudits, ont rendu hommage aux travaux méthodologiques des médecins

(1) Voy. L. Boyer, *Dictionnaire de physiologie* (1861), in-4°, art. *Haller*, pag. 638 à 658 ; *Hippocratisme*, pag. 658 à 680 ; *Théories*, pag. 1365, etc.

éminents. Nous avons fait voir, dans quelques études historiques, ce qu'il y avait d'exact dans ces jugements. Nous avons retrouvé dans Hippocrate d'abord, ensuite dans Platon et dans Aristote, les quatre règles méthodologiques de Descartes, énoncées avec la précision la plus nette, et cent fois appliquées avec une irréprochable rigueur. Le vieillard de Cos a laissé les préceptes les plus utiles sur la triple méthode expérimentale, rationnelle, historique, et sur l'association de ces trois procédés ; il nous a transmis les plus remarquables exemples de leur application. Galien est plus explicite encore. Plusieurs de leurs successeurs anciens et modernes ont agrandi la voie qui leur avait été tracée. L'art si délicat des classifications naturelles leur appartient tout entier. Ce sont eux qui nous ont légué un travail de ce genre pour l'ensemble des connaissances humaines. Il est peu connu, mal apprécié, quoique supérieur à la classification purement psychologique de Bacon et des encyclopédistes. C'est un point capital. Nous avons indiqué comment on peut redresser ainsi bien des erreurs dangereuses dont cette classification a été l'origine et que l'on commence à peine à apercevoir (1).

2° *Physique, sciences naturelles.* Un simple regard jeté sur les annales de la physique, de la chimie, des trois branches de l'histoire naturelle, suffit à montrer la part considérable que les médecins ont prise à leur fondation et à leurs progrès. Un examen plus attentif conduit à une démonstration plus évidente. On citerait difficilement, dans ces sciences, une découverte importante qui ne se rattache point d'une manière intime à quelque célébrité médicale. Cela est vrai même de nos jours, quoique le domaine scientifique se soit divisé en sections plus distinctes, à cause de son étendue.

3° *Psychologie.* On pourrait croire au premier abord que la psychologie appartient surtout aux philosophes et aux moralistes; cette opinion est même très-répandue. Néanmoins, lorsqu'on étudie de près les travaux psychologiques des médecins, on peut s'assurer qu'ils ont devancé presque toujours tous

(1) Voy. L. Boyer, *Dictionnaire de physiologie*, *passim*, et, spécialement, les articles *Législateur* (génie), pag. 714 à 732 ; *Logique*, pag. 732 à 763 ; *Méthode*, pag. 763 à 837.

les autres et qu'ils les ont surpassés en exactitude. De fortes études en ce genre leur sont indispensables dans le traitement des diverses maladies, surtout dans celui des affections mentales, des névroses, et ils sont admirablement placés pour se livrer à ces recherches si attrayantes par leur importance et même par leurs difficultés. Aujourd'hui l'on trouve dans plusieurs écoles de médecine des chaires spéciales de psychiatrie. Le médecin Locke est regardé comme le fondateur de la psychologie moderne, et pourtant l'auteur de l'*Essai sur l'entendement humain* est bien inférieur à plusieurs médecins psychologistes dont les écrits ont été médiocrement appréciés (1).

4° *Morale privée et publique, économie administrative et sociale.* Nous pouvons faire la même remarque sur ces objets importants. La médecine a pour mission de déterminer les causes qui enlèvent aux hommes la vigueur du corps et de l'esprit, qui abrègent la vie, qui donnent naissance à toutes les maladies dont l'humanité nous offre le douloureux spectacle. Elle est appelée tout à la fois à les scruter et à les signaler dans toute leur profondeur, et à en indiquer les remèdes. Or, parmi ces causes, l'on doit placer en première ligne notre manière de vivre, nos habitudes souvent contraires à la raison, à la morale, à l'hygiène; nos préjugés, dont le contre-coup retentit à notre insu dans nos institutions. Les hygiénistes, les médecins légistes sont spécialement chargés de cette œuvre par la société même qui la leur impose comme un devoir. L'hygiène, a dit J.-J. Rousseau, n'est pas une science, c'est une vertu. Cette pensée, souvent répétée, énonce un sophisme évident. *L'hygiène est une science*, sa pratique impose pour première condition la *vertu*. L'hygiéniste est un *professeur de morale ;* il l'enseigne et la réclame au nom de la raison, de l'expérience, de nos intérêts bien entendus, et s'adresse aux hommes, aux sociétés, à

(1) Consulter, pour quelques études historiques, L. Boyer, *Dictionnaire de physiologie*, articles *Ame*, *Anthropologie*, *Biologie*, *Analyse de l'esprit humain*, *Rapports du physique et du moral*, *Tempéraments*, *Vie*, etc., pag. 68 à 213, 321 à 328, 411 à 550, 1144 à 1156, 1325 à 1340, 1465 à 1527. Voy. aussi Bordeu, *Recherches sur l'histoire de la médecine* (à propos de l'inoculation); Fr. Bérard, *Doctrine de Montpellier*, etc.

l'humanité entière. Le même but est poursuivi par les médecins légistes. Les médecins de premier ordre qui ont embrassé notre science dans son entier, ont compris les devoirs rigoureux qui leur étaient imposés : aussi les connaissances les plus solides, les plus pratiques, relatives à la morale et à l'économie *administrative*, se trouvent dans leurs ouvrages. Si elles n'y ont pas été découvertes, ou si on ne leur a pas rendu un hommage mérité, c'est qu'on n'a pas voulu les y reconnaître ou les y chercher. L'histoire nous donnera la vérité et réparera cette injustice et cet oubli. Hippocrate, le premier, a écrit plusieurs traités de morale; Galien l'a dépassé en le développant. Le médecin Qesnay est regardé comme le fondateur de l'*économie rurale* et de l'*économie politique ;* mais on oublie les médecins qui ont partagé cette gloire avec lui, soit en le précédant, soit en marchant sur ses traces. Les travaux de ce genre ont, chez les médecins, un caractère spécial, leur positivisme. Placés en dehors de toute préoccupation systématique, de toute prévention pour ou contre les diverses théories, du désir de critiquer pour briller dans la controverse, ils découvrent le mal par ses résultats et par sa nature. On les écoute parce qu'on sait et que l'on sent en eux la voix de la raison et non les cris de la passion; l'estime et le respect les entourent, parce que l'on s'incline volontiers devant les convictions de l'homme de bien qui accomplit un devoir avec talent et convenance. Quesnay en est un magnifique exemple.

5° *Métaphysique*. Nous avons passé sous silence la métaphysique, afin de ne pas heurter les esprits méticuleux. Ceux-ci dirigent contre elle leurs attaques multipliées, parce qu'ils ne savent point ce qu'elle est. Tout homme, par cela seul qu'il raisonne bien ou mal, fait de la métaphysique terre à terre ou transcendante, bonne ou mauvaise. La connaissance des lois qui gouvernent les êtres et les sciences forme une des parties importantes de la métaphysique. Le médecin, conduit par ses études à s'occuper sans cesse de la nature, de l'homme, des lois qui les gouvernent, les découvre successivement, et s'avance de plus en plus dans les voies de la métaphysique vraie, positive. S'il a de la largeur et de l'élévation dans l'esprit, il aborde les points culminants de la philosophie et remonte jusqu'aux premiers principes, sans se perdre dans les nuages, parce que les faits le retiennent dans les réalités et l'empêchent de s'égarer dans les régions des chimères (1).

Nous aurions ici l'occasion de réfuter un préjugé faux, dangereux, pénible pour nous, combattu cent fois par les hommes les plus illustres, et dont on a, de nos jours, tenté de rajeunir les vieilles racines, de manière à le poser comme un axiome : « Les sciences positives et surtout la médecine fournissent, nous dit-on, des arguments irrésistibles au matérialisme et à l'athéisme : devant eux, l'existence de Dieu, celle de notre âme, nos espérances d'immortalité disparaissent comme des fantômes. » Vainement des réclamations unanimes s'élèvent de tous les points du globe; vainement nous entendons les protestations puissantes des vrais savants, tels que les Cuvier, les Biot, les Flourens, les C. Bernard, les Chevreul, les Dumas, les Liebig, les Pasteur, sans compter les collègues éminents qui nous écoutent; l'on s'obstine à invoquer en faveur du matérialisme l'autorité de la science, malgré les énergiques dénégations de ses plus illustres représentants. Comme les esprits les plus distingués de tous les siècles, ils cherchent à leur source première la lumière et la vérité, et trouvent dans les sciences *positives* les preuves les plus certaines en faveur de nos croyances les plus douces et les plus universelles : on fausse leurs doctrines, et on leur impose malgré eux le matérialisme et l'athéisme. On veut

(1) Il y a, suivant Descartes, une *métaphysique universelle* et une série de *métaphysiques particulières*, car chaque science a la sienne. La première trace les règles générales de la méthode et parvient jusqu'aux principes les plus élevés, aux lois *les plus générales* que nous puissions atteindre; les secondes recherchent les méthodes spéciales applicables à chaque science, les causes, les forces, les lois particulières qui régissent leurs phénomènes. Chaque classe de faits a ses lois, car rien ne s'y passe au hasard; elle a sa *législation* de même que l'univers a la sienne, et toutes ces *législations* se *coordonnent*. La *métaphysique* enseigne cette *législation*; c'est la science *expérimentale* et *rationnelle* de ces lois. La fausse *métaphysique*, œuvre d'imagination, est pleine de ténèbres; la vraie *métaphysique*, qui repose sur des observations longues, multipliées, précises, sur de patientes méditations, est lumineuse et féconde en applications justes, utiles, confirmées par l'expérience et la pratique de tous les jours.

à tout prix les en convaincre, et l'on affirme que lorsqu'ils s'insurgent contre ces accusations odieuses, c'est par faiblesse d'esprit, par respect humain, et parce qu'ils n'ont pas le courage de révéler leur pensée réelle. Conservons le calme et la dignité de la force devant ces vieilles tactiques, ces bruyantes et tumultueuses clameurs. Elles ont perdu leur prestige, et ne prévaudront pas devant ce concert unanime où les grandes voix de la science viennent s'unir à la grande voix de la nature, pour affirmer l'existence et les attributs du législateur suprême, celle de notre âme spirituelle, des facultés qui la distinguent, la certitude de nos futures destinées.

Nous ne répondrons point ici en détail aux calomnies dirigées contre les sciences nommées positives et contre la médecine. On est fâché de voir reparaître en plein XIXe siècle des arguments toujours les mêmes, faux dans leurs principes, désastreux et odieux dans leurs conséquences. Nous rappellerons seulement qu'ils ont été ruinés par leurs bases dès qu'ils se sont montrés au grand jour, dans tous les temps, dans tous les lieux, par les philosophes, les médecins, les savants les plus positifs, tels que les Képler, les Galilée, les Newton, les Harvey, les Morgagni, etc., c'est-à-dire les mathématiciens, les astronomes, les physiciens, les naturalistes occupés sans cesse à observer, à expérimenter, à scruter la nature, la matière, et les lois qui les régissent. Des lois sages et bonnes, répètent-ils toujours, impliquent un législateur sage, bon, puissant; notre âme, puisqu'elle pense, possède la *pensée*, signe caractéristique des esprits, et elle doit en avoir les priviléges. Après une argumentation solide en faveur des sciences positives, Bacon termine par cette conclusion : « *Scientia lævis ducit ad incredulitatem; scientia altiùs exhausta ducit ad fidem.* — Un savoir frivole et superficiel conduit à l'erreur et au doute; le savoir sérieux et profond donne la certitude et la vérité. » Les grands philosophes affirment que la vraie médecine, plus que les autres sciences naturelles, démontre Dieu, notre spiritualité, notre immortalité. L'histoire de la médecine nous en fournira des preuves surabondantes. Remarquons, en passant, que les anatomistes, les anatomo-pathologistes, les physiologistes

3

expérimentateurs sont au premier rang parmi les médecins spiritualistes. Citons parmi un grand nombre d'autres : Rivière, Baillou, Winslow, Bonnet, Cheyne, Baglivi, Morgagni, Boërhaave, Haller, Hoffmann, Bayle, Laënnec, Récamier, Cayol, Chomel, Cruveilhier, etc. « A mesure que j'ai mieux étudié l'anatomie, la physiologie, la pathologie et l'anatomie pathologique, disait Morgagni, j'ai mieux connu Dieu, la spiritualité de notre âme et son immortalité. Aujourd'hui, je ne conçois pas qu'un médecin qui possède son art puisse avoir un instant d'hésitation. » Les affirmations de Bayle et de Laënnec sont aussi énergiques. Le premier joignit à ses magnifiques travaux d'anatomie pathologique et de pathologie, des recherches plus étendues encore en philosophie, en théologie, en histoire des diverses religions. Il répétait souvent que la divinité du christianisme ne pouvait laisser aucun doute à quiconque en avait médité l'histoire (1).

ARTICLE II. — RÔLE SOCIAL DE LA MÉDECINE.

La société est un corps immense, peu homogène, où l'on observe bien des fautes, des abus, des préjugés, des erreurs, des passions, des vices et des crimes. Tout cela se montre à toutes les époques, dans tous les pays, sous des formes et avec des intensités diverses ; car souvent, chez nous tous, l'animal domine l'homme et en fait l'instrument docile de ses désirs plus ou moins déréglés. Un auteur ancien disait : « On

(1) Voy. A.-L. Bayle, *Notice sur G.-L. Bayle*, p. 11, etc.

Après avoir lu les écrits anti-religieux des encyclopédistes, Bayle se posa cette question : « Devons-nous donner raison aux adversaires ou aux défenseurs du christianisme ? » Ce fut alors qu'il se livra pendant plusieurs années aux études que nous avons indiquées, examinant sans prévention les arguments et les faits présentés des deux côtés. Il ne voulut se prononcer définitivement qu'après dix ans de recherches. Il étudia ces problèmes avec la méthode sévère qu'il appliquait à l'anatomie pathologique et à la pathologie. Arrivé aux convictions les plus absolues, il y puisa la force de remplir tous les devoirs imposés à un médecin chrétien. Absorbé par une clientèle nombreuse, il allait chez les pauvres plutôt que chez les riches « qui trouvent toujours des médecins », et dépensait, pour les secourir, une grande partie de la fortune qu'il devait à la pratique de son art.

définit l'homme un animal raisonnable ; je déclare que l'homme est peu sage mais très-passionné, peu raisonnable mais excessivement raisonneur (1). » Ne disons pas cependant avec la tourbe pessimiste que les hommes seront ce qu'ils ont toujours été ; car heureusement ils ne sont plus ce qu'ils étaient jadis, et nous valons un peu mieux que les Chinois ou les Océaniens. Le progrès n'est pas une chimère ; il ne va pas très-vite, même avec nos rapides moyens de transport, mais il s'achemine, quoique doucement, en oscillant sur un pied boîteux. Il accélèrera sa marche quand nous saurons le vouloir et que nous substituerons au régime des secousses violentes et saccadées, le régime plus doux, plus sûr, plus complet, des réformes sages, larges et mûrement réfléchies. Quand on s'élance brusquement et très-haut, l'on n'est pas toujours sûr de bien retomber. La vraie civilisation est un besoin universel de l'humanité ; elle s'obtient par la force et la justesse de la conscience publique, par la diffusion des idées et des sentiments moraux précis, nobles, généreux. élevés. « *Sursùm corda!* dit Cousin, c'est le premier et le dernier mot de l'Évangile et de la *civilisation humanitaire.* » Quand nous en serons là, nous pourrons nous réunir tous dans une étreinte fraternelle, car tous nous serons des *hommes.*

Or, la société connaît ses radicales faiblesses. Pour s'améliorer, pour corriger ses fautes, pour en prévenir, en amoindrir, en pallier les conséquences, elle s'est entourée de trois sentinelles avancées qui veillent sur elle et qui ont reçu de ses

(1) « La raison, telle que nous devons la comprendre, dit Aristote, est un hôte qui nous semble presque étranger. Elle nous éclaire de temps en temps, mais ses éclipses sont fréquentes. Il y a des hommes qui ne paraissent presque jamais agir comme des êtres raisonnables. » Platon, de son côté, nous comparait « à Glaucus le Marin, tellement défiguré par les herbes marines et les coquillages, qu'on avait de la peine à reconnaître l'homme sous cet étrange vêtement. Nos passions et nos vices sont cet impur limon, ces clous multipliés qui rivent notre âme à notre corps par des besoins sensuels, et nous empêchent d'apercevoir notre raison, nos sentiments, nos instincts moraux, et de leur obéir. Nos hautes facultés intellectuelles et morales sont les racines immortelles et vivaces par lesquelles nous sommes suspendus et fixés à Dieu même, au législateur universel. »

mains des privilèges spéciaux, une noble indépendance. Dans le choix des hommes auxquels elle confie ses intérêts les plus élevés, la société, représentée par les chefs qui la gouvernent, obéit à cet axiome d'économie politique : « Des esclaves servent leurs maîtres et ne les protègent pas. » Ces hautes fonctions constituent trois sacerdoces : celui du magistrat, celui du pasteur des âmes, celui du médecin, car pour traiter les corps il faut aussi traiter les âmes. Cicéron remarque avec raison « que si le corps fait du mal à l'âme, celle-ci par ses passions le lui rend avec usure. » Nous ne parlons pas de nos armées. Leurs titres sont inscrits dans l'univers entier ; nous les trouvons mêlées à toutes nos gloires nationales. Instituées surtout pour nous faire respecter au dehors, pour repousser ou pour venger d'injustes agressions, elles ont su se placer au-dessus de tous les éloges par leur admirable dévouement.

Mais la mission du triple sacerdoce social, quoique moins éclatante et plus intime, est aussi glorieuse et peut-être plus difficile, parce qu'elle est de tous les instants

Le magistrat ne fait pas la loi, il l'applique ; sans lui, c'est une lettre morte. Lui seul se pénètre de son esprit, le porte partout et la rend vivante. Ses discours peuvent constituer un cours de morale pratique ; son génie investigateur découvre les brèches évidentes ou cachées, par lesquelles l'immoralité pénètre dans l'édifice social sous des formes qui varient avec les époques ; il travaille sans cesse à le réparer, à le soutenir, à lui donner plus de solidité, plus de grandeur.

Ce que fait le magistrat au nom de la justice humaine, l'homme de Dieu le fait au nom de la justice divine. Il sonde les consciences à une profondeur que le magistrat ne saurait atteindre ; ses fonctions morales sont plus douces, plus pénétrantes, plus universelles. Il sert le corps social, sans pénalité. Au lieu de punir le mal, il a souvent le bonheur de le prévenir ou de le guérir.

Que reste-t-il donc au médecin ? Quelle place trouvera-t-il entre le tribunal des lois et le tribunal suprême, entre les actes de la justice humaine et ceux de la justice divine, qui combattent les vices et développent toutes les vertus par des punitions, des récompenses, des exemples, des exhortations pleines de sagesse et d'éloquence, qui s'adressent à la fois au cœur, à l'esprit, à l'imagination? Sa mission paraît encore plus vaste quand on l'examine dans son entier ; sa juridiction est plus étendue que celle du magistrat qui le consulte pour s'éclairer, du pasteur qui s'unit à lui pour guérir l'âme ou pour la consoler. Les lois et les dogmes varient suivant les temps et suivant les lieux ; l'œuvre du médecin ne change jamais : son sacerdoce ne se circonscrit point, parce qu'il n'a pas d'autres limites que celles de l'humanité. Il est le frère de tous ceux qui souffrent, et proclame ainsi le dogme véritable de l'universelle fraternité.

Le médecin est partout. Sur les champs de bataille il lutte contre la mort que les assaillants cherchent à se donner. Il la combat encore, oubliant ses propres dangers, dans des épidémies hideuses où il court, même sans être appelé. Il accompagne nos vaisseaux dans des climats lointains et meurtriers ; pénètre dans la vie intime des hommes de toutes les professions, de tous les rangs, depuis le soldat, le laboureur, l'artisan, jusqu'aux puissants de la terre, aux princes et aux rois. Il peut dire et montrer à tous, pour consoler les faibles et pour instruire les grands, que nous commettons les mêmes fautes expiées par les mêmes douleurs, et que, soumis à des destinées communes, nous devons tous nous secourir et nous aimer.

La société nous consulte pour ses intérêts les plus élevés, car les médecins légistes ou hygiénistes prononcent aussi des arrêts qui peuvent tuer ou sauver tantôt des individus isolés, tantôt de nombreuses populations.

Dans les problèmes de tout genre que l'on nous soumet, n'oublions jamais les franchises qu'on nous accorde et qu'il nous importe de mériter. Les questions qu'on nous adresse ne réclament pas des conseils timides, vagues, embarrassés ; les droits qu'on nous confère ne sont point de vains simulacres. Nous devons à tous la vérité, rien que la vérité, mais la vérité tout entière. Quand notre conscience affirme avec certitude, elle nous impose le devoir d'affirmer avec fermeté.

Ces indications rapides deviendraient claires, précises, lumineuses, et porteraient la conviction la plus complète dans tous les esprits, si nous passions en revue, d'après l'exemple de Bordeu, les diverses branches de la médecine, et les fonctions spéciales d'après lesquelles il a cherché à classer les médecins.

Nous nous bornerons maintenant à dire quelques mots sur le point de vue spécial où se sont placés les médecins pour étudier la marche de la civilisation et ses futures destinées. Ces problèmes ont aussi fixé constamment l'attention des philosophes, des moralistes, des historiens, mais ils ne les ont point considérés sous le même aspect.

Les philosophes se sont renfermés presque toujours dans le domaine de la spéculation, en se laissant guider par leurs théories favorites. De là sont nées bien des utopies sociales opposées entre elles comme les idées fondamentales qui leur avaient servi de moule. Leur réalisation pratique est une chimère, parce qu'elles reposent sur une connaissance très-imparfaite de l'homme et de la société. Rien, sans doute, n'est plus digne de respect et d'admiration que cette philosophie large et généreuse qui s'élève jusqu'à la notion de la nature humaine, telle qu'elle devrait être si l'homme triomphait de ses passions, de ses erreurs, de ses préjugés; mais on a trop souvent oublié que cet *idéal* ne saurait être atteint dans cette vie; qu'il ne nous est permis d'en approcher que par un progrès continu, modéré, empruntant le moins possible le secours de ces tempêtes violentes qu'on nomme des révolutions radicales. Le progrès véritable réclame le fonctionnement régulier des grands rouages sociaux et une connaissance approfondie de leurs usages et de leur mécanisme.

Les moralistes et les historiens ont suivi le plus ordinairement une direction opposée. Renfermés dans les faits mal interprétés, ils ont cherché ce qui a été, ce qui est; ils ne les ont vus que sous leur plus désolant aspect. Pour eux, l'homme est mauvais par son essence et le mal ne se guérira jamais. Le progrès humanitaire leur a paru renfermé dans un cercle fatal où l'humanité finit toujours par rentrer.

Le progrès continu, ses lois, ses causes, ses modes intimes leur ont échappé. A travers le triste bandeau du fatalisme historique, leurs yeux n'ont pas su voir l'action harmonique de l'activité humaine et de la providence divine, qui est la loi de l'histoire et qui la domine. Heureusement cette loi bienfaisante apparaît avec une évidence irrésistible, au regard attentif de celui qui l'étudie avec calme et sans prévention. Elle le console, l'encourage et lui donne la force de combattre par des arguments décisifs ces funestes erreurs qui nous ramèneraient à l'ἀνάγκη des Grecs, c'est-à-dire au fatalisme oriental. Le médecin qui étudie l'histoire de son art sous son double aspect philosophique et médical, est placé sans effort dans un milieu juste entre le philosophe, le moraliste et l'historien. Le progrès réel, continu malgré nos fréquentes oscillations dans tous les sens, se déploie devant lui avec un relief saisissant. En creusant plus profondément, il en découvre les lois et remonte jusqu'aux circonstances qui le déterminent.

Le médecin qui doute de la puissance humaine aidée de l'intervention bienfaisante de la Providence, ne connaît pas l'histoire de la médecine. Si les lumières qu'elle nous fournit n'autorisent point les illusions d'un optimisme exagéré, elles nous rendent complètement impossible un désolant pessimisme. La civilisation vraie fait d'incontestables progrès. Avec elle l'état de l'humanité devient meilleur, parce que ses principaux éléments sociaux fonctionnent mieux et se perfectionnent. Pour établir cette vérité, les médecins ont un critérium infaillible: c'est l'amélioration progressive de l'état physique, intellectuel, moral, de l'humanité prise dans son ensemble dans les pays civilisés. L'état sanitaire et la vraie civilisation suivent une marche parallèle. Le médecin peut déterminer le second par le premier, et mesurer l'élévation ou l'abaissement intellectuel et moral des populations par ceux de la santé publique. Or, celle-ci présente, en général, du moins dans les pays chrétiens, un mouvement ascendant qui serait plus sûr et plus rapide, si nous obéissions toujours à de généreuses aspirations. On nous opposera, sans doute, l'émouvant et douloureux tableau des idées étranges qui règnent dans tels ou tels pays, des actes qui en sont la conséquence, des maux qui les accablent, etc. Nous accepterons ces faits dans les limites de la réalité; nous avouerons qu'il y a là de véritables maladies sociales, analogues à d'autres maladies plus médicales qui ont plusieurs fois désolé le monde dans une étendue plus ou moins considérable. Les unes et les autres deviennent plus rares, moins générales, moins meurtrières. Dès que la civilisation avance, on les voit reculer devant elle. Les grandes épidémies médicales que nous envoie l'Orient n'envahissent plus l'Europe, comme on le voyait autrefois; on en triomphe plus aisément, l'on pourrait faire mieux encore. Il en est de même des *épidémies sociales*. Lorsque leurs causes seront plus approfondies et que l'on sera plus sérieusement résolu à leur appliquer sagement leurs véritables remèdes, on les verra s'affaiblir et disparaître. C'est une question d'hygiène et de thérapeutique administratives, délicate sans doute; mais elle n'est pas, de nos jours, au-dessus des forces d'administrateurs habiles et éclairés, pourvu que les esprits sains, instruits et influents, leur prêtent un utile concours. Substituer la raison à la passion est un principe salutaire qui pénètrera de plus en plus dans la pratique.

La médecine, considérée au point de vue individuel, est un art qui *guérit quelquefois, soulage souvent, console toujours*, a dit notre Frédéric Bérard. On peut en donner une définition analogue au point de vue social. Si elle n'est point appelée à exercer directement une influence souveraine sur les maladies sociales, elle peut du moins contribuer à démontrer leur curabibité, à en indiquer les remèdes ; elle console l'humanité affligée, en lui prouvant que le mal décroît progressivement, et que ses accroissements passagers sont dus à notre faiblesse ou à notre indifférence ; que les améliorations deviendront rapides et définitives dès que les hommes d'intelligence et de cœur voudront coordonner leurs efforts, pour marcher de concert dans les voies bien connues du véritable progrès.

Nous ne pousserons pas plus loin ces réflexions de médecine sociale, il nous suffit d'avoir indiqué les perspectives consolantes et sûres qu'elles ouvrent devant nous. Un nouveau point de vue doit nous occuper maintenant. Interrogeant l'histoire, nous lui demanderons quelle est la mission sociale accomplie par la médecine et les médecins; quel est le bien que les médecins ont fait aux hommes et à l'humanité, par leur influence comme savants, comme médecins, et, de plus, par leur action personnelle. Cette dernière est considérable, surtout lorsqu'il s'agit de médecins qui ont obtenu et mérité une position élevée. Admis dans les conseils intimes des chefs de l'État, plusieurs d'entre eux ont su se faire écouter et ont rendu à l'humanité d'éminents services.

CHAPITRE III.

Documents historiques.

Si nous voulions traiter cette partie de notre sujet, la plus importante de toutes, avec les détails indispensables pour lui donner quelque valeur, nous serions forcé d'écrire un livre volumineux. Nous en exposerons le plan sous une forme très-sommaire.

SECTION PREMIÈRE.

Études sur le progrès et la civilisation, tels qu'ils ont été conçus par les grands médecins.

CHAPITRE Ier. Idée fondamentale du progrès et de la civilisation véritables. — Du faux progrès et des fausses civilisations. — Préjugés à cet égard (1).

CHAPITRE II. Des modes du progrès.	ARTICLE Ier Du progrès par secousses et par révolutions radicales.	
	ART. II. Du progrès méthodiquement progressif par réformes graduellement successives.	
	ART. III. Du progrès circulaire, en spirale, rectiligne (Gœthe, Büchez).	
CHAPITRE III. Des formes du progrès.	ART. Ier Progrès par invention.	
	ART. II. Progrès par applications et par vulgarisation. — Son importance majeure.	
CHAPITRE IV. Progrès d'après ses objets.	ART. Ier Dans les sciences naturelles.	Physique. Chimie. Histoire naturelle.
	ART. II. Dans les sciences anthropologiques.........	Philosophie, physiologie. Psychologie, médecine. Morale privée et publique. Histoire, économie politique. Religion.
	ART. III. Dans les arts et l'industrie. Le progrès vrai repose sur celui des sciences anthropologiques — Dangers du progrès industriel quand il n'est pas en harmonie avec ce dernier. — Du discours de J.-J. Rousseau relatif à l'influence des sciences et des arts sur la civilisation ; examen critique. — De l'éducation et de l'instruction.	

(1) Voy. L. Boyer, *Dictionn. de physiol.*, art. *Progrès.*

Chapitre V. Des lois du progrès, de ses causes, de son mécanisme intime.

- Art. Ier Du génie législateur (dans les siècles, les peuples, les hommes), considéré dans ses rapports avec le progrès et la civilisation (1).
- Art. II. Le progrès et la civilisation véritables n'ont point existé nettement dans l'antiquité. — Ils commencent avec le christianisme et n'ont réellement appartenu qu'aux peuples chrétiens. — Démonstration historique de cette proposition. — Étude de ses causes intimes. — Lois fondamentales du progrès. — Influence prépondérante de la France. — Causes de cette supériorité (2). Écueils à éviter, marche à suivre pour la conserver.

Chapitre VI.

- Art. Ier Du progrès et de la civilisation considérés dans leur avenir.
- Art. II. Mission et rôle du XIXe siècle (3).

SECTION DEUXIÈME.

Études historiques relatives à l'influence de la médecine et des médecins sur le progrès et la civilisation.

Chapitre Ier. Études générales en parcourant les principales époques.

Chapitre II. Études spéciales. Influences.

- Art. Ier Des médecins physiciens, chimistes, naturalistes.
- Art. II. Des médecins physiologistes, psychologistes.
- Art. III. Des médecins praticiens...
  - Pratique civile.
  - Médecins des hôpitaux.
  - Médecins militaires et de la marine.
  - Médecins des épidémies.
  - Médecins des cours.
- Art. IV. Des médecins hygiénistes et légistes.
- Art. V. Des médecins économistes.
- Art. VI. Des médecins historiens.
- Art. VII. Des médecins philosophes (4).

Conclusions.

Nous terminerons par un léger aperçu historique sur Hippocrate et Quesnay, considérés comme philosophes. Nous parlerons peu de leurs travaux médicaux qui sont mieux connus.

(1) Voy. L. Boyer, *Dictionn. de physiol.*, art. *Génie* et *Génie législateur.*

(2) Voy. L. Boyer, *Des lois qui président à l'évolution des grands siècles.*

(3) Voy. L. Boyer, *Du génie et de l'avenir du* XIXe *siècle.*

(4) Hippocrate, *Œuvres philosophiques*, et spécialement le traité *De officiis*; Bordeu, *Études historiques sur la médecine.*

ARTICLE Ier. — HIPPOCRATE.

Le vieillard de Cos est un génie législateur du premier ordre, dont les vastes connaissances ont embrassé la science entière, pour en résumer les lois fondamentales. Malgré les éloges unanimes qui lui ont été prodigués par les esprits les plus éminents, dans l'antiquité, dans les temps modernes, à notre époque même, il n'a point été encore apprécié dans son entier et sous son véritable jour. Il n'est pas seulement le père de la médecine, il est aussi celui de la vraie philosophie. Devançant Socrate, son contemporain, il arrive comme lui aux dogmes les plus élevés relatifs à la morale privée et publique, à l'immortalité de l'âme, à l'existence d'un Dieu unique créateur et législateur du Monde qu'il gouverne par sa Providence ; mais il le surpasse par la méthode, la profondeur scientifique de ses démonstrations, l'étendue et la sûreté de ses applications pratiques. La priorité et la prééminence de ses titres philosophiques ont été largement prouvées par Galien. Il serait facile de lever tous les doutes à cet égard, en appuyant sur des documents incontestables tout ce qu'a écrit le médecin de Pergame dans ses traités Hippocratiques, et spécialement dans son livre *De placitis Hippocratis et Platonis*.

« Le but suprême de la médecine, c'est de dévoiler la vraie nature de l'homme, afin de lui assurer la perfection et le bonheur qui devraient découler de cette nature, et pour lesquels il a été créé. Le médecin ne doit point se borner à développer et à maintenir la santé du corps, à prévenir, à soulager, à guérir ses maladies ; il faut qu'il s'occupe avec un soin plus grand encore de l'hygiène et de la thérapeutique de l'âme ; qu'il s'adresse au cœur et à l'intelligence, afin de leur donner toute leur ampleur, leur énergie, leur valeur. Les hommes ne sont des hommes que par leurs qualités intellectuelles et morales ; les sociétés méritent de plus en plus le nom de sociétés *vraiment humaines*, par le développement croissant des institutions qui donnent tout leur essor à ces facultés. C'est le progrès intellectuel et surtout moral qui assure et sert à mesurer le progrès social tout entier. La médecine de l'âme, c'est-à-dire la philosophie, qui a les mêmes parties que la médecine corporelle (hygiène, pathologie, thérapeutique, etc.), nous appartient, comme cette dernière, car l'homme constitue une indivisible unité, et ces deux branches de l'anthropologie forment un même domaine qu'on ne saurait nous enlever. Le médecin complet, celui qui embrasse à la fois ces deux régions anthropologiques, *le médecin philosophe, est, de tous les hommes, celui qui se rapproche le plus de la Divinité :* ὁ ἰητρὸς φιλόσοφος ἰσόθεος. Le médecin doit donc, avant tout *créer la vraie philosophie, la transporter dans la médecine, et transporter ensuite la médecine dans cette philosophie.* Je parle de la philosophie véritable, car il est à côté d'elle bien des fausses philosophies. C'est cette philosophie spéculative et surtout pratique qu'il importe d'introduire dans la médecine et de transporter ensuite dans toutes les sciences, dans la société, dans le progrès et la civilisation, afin de les animer de son souffle inspirateur. La philosophie spéculative nous conduit à la connaissance du vrai, du beau, du bien, en remontant jusqu'à sa source τὸν Θεὸν (le Dieu, le Tout-Puissant), dont ils ne sont que des attributs, des manifestations, des rayonnements; la philosophie pratique nous les montre partout où ils sont, nous apprend à les admirer, à les aimer, à les imiter, à les pratiquer. La bonne théorie naît de l'observation et de la pratique; elle s'y répand ensuite, multiplie les applications, les féconde, comme elle est fécondée par elles (1). »

« Autant et plus que la philosophie pure, la médecine doit travailler à faire des hommes dignes de ce nom. La Grèce est un pays privilégié, car elle est le berceau de l'art médical, de la philosophie, des sciences, des arts, de la civilisation. Après avoir constaté ce fait historique, nous devons en rechercher les causes et le mécanisme, afin de faire jouir les autres peuples des mêmes avantages. Nous signalerons parmi ces causes les races, le climat, la topographie, les institutions qui développent l'amour de la justice et de la liberté, le culte de tout ce qui est grand, honnête, généreux. La médecine nous

(1) Hippocrate, *Préceptes; des Devoirs.*

dévoile les secrets de ces influences heureuses ou funestes qui nous rendent bons ou méchants, lâches ou courageux, tempérants ou immodérés, sages ou dissolus, vicieux ou vertueux. Elle enseigne ces savantes disciplines, ces hautes institutions sociales et politiques qui donnent aux âmes toute leur force, aux corps toute leur vigueur. Par l'énergie de leurs convictions, par l'autorité de leurs préceptes et de leurs exemples, par les soins dont ils entourent sans cesse les hommes et l'humanité, les médecins doivent les perfectionner de plus en plus de manière à les rapprocher, dans la réalité, de ce type idéal que dépeignent les philosophes et que les médecins travaillent à introduire au sein de la société. Entre les philosophes et les *médecins vrais* je ne vois qu'une différence: c'est que les derniers conçoivent et réalisent chez eux et chez leurs disciples les vertus que les premiers célèbrent, prescrivent avec beaucoup de force et d'éclat, mais ne répandent pas, ne vulgarisent pas aussi largement par leurs exemples. Le philosophe nous dit: L'homme de bien, le sage sera courageux, tempérant, modéré, instruit, pieux, bienfaisant, ami dévoué de l'humanité; il combattra les sophistes, célèbrera la vertu, exaltera la Divinité, etc.... Or, le vrai médecin combat également les sophistes, attaque les vices sous toutes leurs formes, proclame la suprématie de la vertu, découvre le législateur suprême au-dessus des œuvres sorties de ses mains. De plus, durant sa vie entière, sans ostentation, sans se parer fièrement du titre de philosophe, il donne les plus beaux exemples de courage pendant les guerres et les épidémies, de frugalité, de patience, de calme, de modération dans la bonne et la mauvaise fortune, de travail, de modestie au milieu des plus grands succès, de piété douce sans fanatisme ni superstition. Il prémunit les jeunes gens contre les vendeurs de science universelle, de fausse éloquence, de vertus. Ces charlatans de philosophie qui trompent par des mots sonores, ne communiquent à leurs disciples que des vices et de la présomption. Lorsque le bandeau se déchire, il ne reste plus à leurs élèves que de l'indignation contre ces maîtres, les regrets et le repentir de leurs fautes et de leurs erreurs. »

Ainsi, pour le fondateur de notre art, la philosophie est la médecine de l'âme ; elle comprend, comme la médecine du corps, une hygiène, une pathologie, une thérapeutique intellectuelles et morales applicables aux hommes pris en particulier, aux sociétés humaines, à l'humanité. De là ses grands travaux sur la méthodologie, la morale privée et publique, l'éducation, etc... ; travaux répandus dans tous ses écrits, résumés dans ses œuvres et ses axiomes philosophiques dont on n'a bien saisi ni le caractère, ni l'étendue, ni la fécondité.

Le progrès moral et religieux est le premier de tous : dès qu'il manque, les sociétés se dissolvent et se détruisent ; les arts, les sciences, l'industrie peuvent leur prêter un éclat passager, leur communiquer pendant quelques instants une vie factice, une splendeur apparente qui trompe les esprits superficiels, mais l'édifice miné par sa base ne peut manquer de s'écrouler et de couvrir le sol de ses ruines. Cet axiome fondamental est présenté avec un relief saisissant par Hippocrate dans ses opuscules introductifs ou préliminaires (philosophiques) et dans son admirable traité *des airs, des eaux et des lieux*. Il a été développé par Socrate, Platon, Aristote, et repris avec un talent supérieur par Montesquieu *(Des causes de la grandeur et de la décadence des Romains ; Esprit des lois)* (1).

(1) « Une bonne *politie* ne peut être établie chez un peuple, que lorsque ses conditions politiques, civiles, scientifiques, et surtout morales et religieuses, sont remplies. Ils seraient bien maladroits et bien peu philosophes, ceux qui à la fois exalteraient les *droits* des hommes au-delà même des limites que comporte l'état social le plus libre, et qui détruiraient tout principe des *devoirs*, en détruisant toute religion et toute philosophie positives. Montesquieu a dit avec profondeur (*Esprit des lois*, liv. 24, ch. 25) qu'un prince sans religion est un tigre sans frein ; mais que serait-ce d'un *peuple souverain qui serait sans religion et sans mœurs ?* Le monstre aux cent têtes de la fable serait *moins effrayant* et *moins dangereux*. Ces philosophes établiraient une *liberté illimitée dans l'état social et politique*, et *l'anéantiraient dans la conscience et la volonté* ; par une contradiction formelle, *ils affranchiraient le citoyen et enchaîneraient l'homme par les liens indestructibles de la nécessité. La liberté morale est la première des libertés*, celle d'où dérivent toutes les autres, celle qui mérite à un peuple la possession de celles-ci, et lui apprend l'art si difficile de s'en servir sans danger. L'homme livré aux calculs de l'égoïsme est toujours esclave ;

Dans les παραγγελίαι (*de præceptis*), comme dans le περὶ εὐσχημοσυνής (*de decentiâ et officiis*), et dans une série d'aphorismes qu'il serait indispensable de commenter, Hippocrate a écrit des traités complets de méthodologie et de morale : ce sont les premiers ouvrages relatifs à ces sujets qui offrent ce caractère. Ils sont admirables de profondeur et de simplicité.

« La vie est courte, l'art est long, l'occasion fugitive, l'expérience (la méthode *à posteriori)* trompeuse, le raisonnement (méthode *à priori*) difficile. Il ne suffit pas que le médecin fasse son devoir (τὰ δεοντὰ), il est également nécessaire qu'il force le malade, les assistants, tout ce qui les entoure, à faire le leur et à concourir avec lui. »

Cet aphorisme, cité partout, est un programme de *méthodologie* et de *déontologie* (δεοντὰ, traité des devoirs). Ce programme est largement rempli dans les opuscules *de officiis, de præceptis, de arte, de medico, de naturâ hominis, mulieris,*

l'homme vertueux est toujours libre sous quelque gouvernement qu'il vive. Le *pouvoir souverain*, qu'il soit populaire, aristocratique, monarchique, et *considéré dans toute sa pureté*, *tend toujours à s'agrandir par sa nature et par le principe même de sa conservation.* Ce sont les doctrines morales et religieuses qui seules peuvent donner à la réaction légale cette tendance et cette force mesurée, sage et efficace, qui est à la fois conservatrice d'elle-même et du pouvoir. Pour un peuple *sans religion et sans mœurs*, *la liberté ne serait qu'un mot vide de sens*, *qu'une illusion exploitée au bénéfice de l'ambition et de l'esprit de parti*, qu'un cri de guerre et de mort, qu'un rêve sanglant entrecoupé de quelques instants de réveil marqués par des remords.» (F. Bérard, *Doctrine des rapports du physique et du moral*, 1823, p. 409.) Ces réflexions d'un médecin philosophe qui fut une des gloires de notre École, seront exactes dans tous les temps, parce qu'elles reposent sur la connaissance de la nature humaine et sont en harmonie avec les enseignements de l'histoire. Pour qu'un état se maintienne dans toute sa force, il faut que les éléments démocratiques, aristocratiques, monarchiques, avec leur importance réciproque, soient pondérés dans une mesure assez juste pour constituer un équilibre stable qui se rétablisse toujours de lui-même, après de légères oscillations. Ce résultat difficile réclame de bonnes institutions, mais il exige surtout le concours des hommes. Les meilleures législations sont impuissantes et périssent dans les mains des populations corrompues ; les grands peuples peuvent s'élever malgré les imperfections de leur organisation primitive, qu'ils savent bientôt transformer L'hygiène sociale est comme. l'hygiène privée : les lumières sont insuffisantes si l'on n'y joint pas de hautes vertus.

pueri, *de priscâ medicinâ*, *de regimine*, *de articulis*, *jusjurandum*, etc.

A propos de la méthodologie, Hippocrate montre que la vraie méthode existe depuis long-temps; qu'elle est expérimentale, rationnelle, historique; qu'elle doit consister dans le *rationalisme expérimental* qui conduit à l'*éclectisme vrai*, etc. Il trace avec une fermeté que l'on ne trouve point dans Bacon et qui reparaît dans Descartes, mais d'une manière moins sûre, les règles fondamentales de l'art d'observer, d'expérimenter, de raisouner; il distingue *l'éclectisme vrai (par intussusception)*, de *l'éclectisme faux* (ou *par juxtàposition*), etc. Le chef de l'école de Cos a étudié avec une attention plus grande encore les problèmes capitaux de la morale privée et publique (sociale). En réunissant les divers fragments qu'il nous a laissés, on complèterait sans beaucoup de peine son livre περὶ εὐσχημοσυνῆς qui est le premier traité connu sur cet objet, et qui renferme les enseignements de Socrate, Platon, Aristote, Cicéron. Hippocrate les a puisés à leur véritable source, *la nature de l'homme*, en tenant compte des modifications qu'elle présente suivant le sexe, l'âge, les climats, les époques, les institutions, etc.

Nous avons vu quelles sont les qualités morales qu'il réclamait chez les médecins et les philosophes, instituteurs des hommes et de l'humanité; nous comprenons dès-lors celles qu'il voulait trouver chez tous les hommes et dans le corps social entier. La connaissance et l'amour de la Divinité, la morale religieuse étaient placées par lui au premier rang. Comme Socrate, comme Platon, il dit souvent *les Dieux*, afin de ne pas heurter de front les croyances vulgaires, mais comme eux aussi il ne reconnaît qu'un Dieu : « Dieu suprême, créateur du ciel et de la terre, qui est le commencement, le milieu, la fin de toutes choses, auquel l'univers est suspendu, etc. » Voyez Platon *(le Timée, de la Prière, etc.)* et Xénophon *(Entretiens mémorables de Socrate)*. Aussi Hippocrate parle plusieurs fois de *Dieu*, le Dieu suprême, τὸν θεὸν, de la Providence τί θεῖον : il ne dit point ἰσοθεοίς, mais ἰσοθεός ressemblant à Dieu. « Les médecins doivent avoir le culte des Dieux, car le Tout-Puissant τὸ δυναςευὸν intervient partout par sa providence et ne refuse pas ses secours, etc. C'est en s'élevant jusqu'à Dieu par la science et la contemplation de la nature qu'on arrive à la vraie philosophie... L'amour de la science conduit à l'amour de l'humanité, car ils sont inséparables. »

Plusieurs commentateurs d'Hippocrate font remarquer que, dans l'école de Cos, comme dans celle de Socrate, on reconnaît une ébauche du christianisme, plusieurs préceptes d'un christianisme anticipé, une préparation évangélique, en empruntant le langage d'Eusèbe. Dans ces deux écoles contemporaines, l'amour de la vertu, de la science, de la Divinité, marchent ensemble, et font pénétrer dans les âmes l'amour fraternel de l'humanité. « Imiter Dieu, c'est surtout aimer les hommes, car Dieu est éminemment philanthrope, φιλάνθρωπος. Oui, il aime les hommes, et il a voulu que l'homme exerce son empire sur la nature. A lui seul il a donné le pouvoir de vivre comme un Dieu, en lui accordant le privilége de la raison. Nous lui devons donc un culte de reconnaissance, de crainte respectueuse, d'amour, car il nous aime jusqu'à la folie (1). »

Gardons-nous de croire qu'Hippocrate poussât jusqu'à la superstition le culte des Dieux de l'antiquité. Il était trop éclairé, trop profondément moraliste, pour adopter les erreurs et les révoltantes immoralités du polythéisme. Lorsqu'il parle de l'intervention de la Providence dans les maladies, il ne la considère point comme spéciale ; son action bienfaisante peut se montrer ici comme dans les autres maux qui nous affligent. Cette pensée donne plus de force au malade, aux assistants, à l'homme de l'art ; elle soutient leur énergie dans leur lutte raisonnée contre les affections les plus graves. Rien de plus utile, de plus consolant, de plus inhérent au cœur de l'homme, et, par suite, de plus vrai, que la foi dans la Providence ; rien de plus triste et de plus funeste que le fatalisme sous ses diverses formes. Puisque le Créateur a fait de l'homme une œuvre si merveilleuse, si supérieure à toutes les autres ; puisqu'il lui a donné de si hautes facultés, d'indomptables aspirations vers une vie future plus

(1) Xénophon, *Entretiens mémorables de Socrate*, textuellement reproduits.

heureuse et plus belle, nous devons être certains que, pour compléter son œuvre, il s'associe à tous nos actes et proportionne ses secours aux efforts que nous faisons pour les mériter : *Aide-toi, le Ciel t'aidera.* Cette conviction profonde se justifie par de véritables miracles historiques auxquels elle a pris une part incontestable. Elle a sauvé d'une ruine qui paraissait inévitable des hommes, des familles, des populations, des nations entières qui ont triomphé de l'adversité, parce qu'ils ne se sont point lassés de la combattre. « Nul ne peut proclamer plus haut que le médecin le dogme raisonné de la Providence, car il le puise tout d'abord dans l'étude approfondie de l'homme et de la nature. » Cette sentence hippocratique a été adoptée, commentée par les philosophes et les théologiens les plus éminents.

Le Père de notre art prescrit au médecin une piété solide, mais raisonnable, éclairée, exempte de superstition et de fanatisme, qui sont aussi une sorte d'idolâtrie et deviennent injurieux pour la Divinité. Ce qu'il demande ressemble au *rationabile obsequium* recommandé par saint Paul. Aussi s'élève-t-il avec force contre ceux qui attribuent au seul courroux des Dieux les maladies et les diverses calamités qui nous frappent, et ne proposent d'autre remède que de désarmer leur colère, sans songer qu'elles sont souvent causées par nos vices, nos fautes multipliées, et que nous pouvons ainsi trouver en nous-mêmes des moyens efficaces pour nous en rendre maîtres et pour les prévenir.

Au commencement de son traité *de l'épilepsie*, Hippocrate nous dit : « Cette maladie a été nommée maladie sacrée ; on a prétendu la guérir par des offrandes expiatoires, des paroles magiques, des exorcismes, des régimes ou des médications ridicules. Mais si l'on veut appeler maladies sacrées toutes celles où il y a quelque chose d'insolite, de mystérieux, que la science n'a pas découvert, et que les Dieux nous envoient dans leur colère, la folie, le somnambulisme, les fièvres périodiques et beaucoup d'autres choses mériteraient tout aussi bien le titre de *sacrées.* Ce sont là des inventions analogues à celles des charlatans, des sorciers, des exorciseurs, des illuminés, qui croient ou veulent faire croire, sans preuves, qu'ils communiquent directement avec la Divinité, et cachent sous ce manteau leur ignorance, leurs erreurs, leurs supercheries. »

Il fallait avoir du courage, des convictions fortes et le culte de l'humanité, pour proclamer un Dieu unique et la véritable piété, pour attaquer non-seulement les faux dieux, mais leurs ministres, les dons expiatoires, les médications magiques, à une époque où Périclès put à peine sauver Anaxagore que l'on voulait faire périr parce qu'il avait dit que le soleil n'est pas un dieu, mais une matière lumineuse, et que l'univers est gouverné par un être intelligent. Dans ce moment, l'on sentait fermenter ces passions populaires qui forcèrent Socrate à boire la ciguë. Le maître de Platon voulut prouver par sa mort, à laquelle il aurait pu se soustraire, qu'il croyait à la justice de Dieu et à l'immortalité de l'âme.

Cependant Hippocrate a eu ce courage et cette indépendance d'esprit. S'il a pu le faire impunément, c'est qu'il habitait Cos et non pas Athènes; c'est qu'il était médecin, et que ses déclarations hardies arrivaient incidemment dans un livre consacré à l'art médical et aux hommes qui le cultivent.

ARTICLE II. — QUESNAY.

L'illustre chirurgien Quesnay, secrétaire de l'Académie de chirurgie, ami et disciple de notre Lapeyronie, nous est plus connu par ses savantes publications médicales que par ses travaux économiques. Ces derniers sont pourtant ses titres les plus glorieux.

Il occupe un rang élevé parmi les médecins hippocratistes qui ont appliqué les dogmes médicaux à la *science sociale*, et traité celle-ci d'après le même plan, les mêmes vues, les mêmes principes. Fidèle aux exemples donnés par le vieillard de Cos et par ses continuateurs les plus distingués, Quesnay publia d'abord son ouvrage sur l'*économie humaine* considérée à l'état sain et morbide, et passa de là à l'examen de l'*économie sociale*, dont il traça la *physiologie*, la *pathologie*, l'*hygiène*, la *thérapeutique*. Les idées fondamentales qu'il développa sous une forme neuve et originale dans ses divers écrits sur tous ces sujets, lui attirèrent des élèves nombreux, convaincus, dévoués, qui se groupèrent autour de lui et formèrent la célèbre école des *Économistes.* Ainsi naquit au XVIIIe siècle, sous le gouvernement absolu du voluptueux Louis XV, cette grande science largement cultivée aujourd'hui sous le nom d'*économie sociale* ou *politique.* Quesnay a eu la gloire d'en être l'incontestable fondateur.

Dirigés par lui, encouragés par ses exemples, les Économistes traitaient librement, sous les regards de la censure royale si rigoureuse, et avec son approbation, les questions sociales les plus majeures, les plus délicates, les plus épineuses. Ils signalaient tous les vices de l'organisation administrative de leur époque, dévoilaient tous les abus, combattaient tous les vieux préjugés, proposaient théoriquement, avec une force et une autorité supérieures à celles des Encyclopédistes, ces transformations heureuses et profondes que la Révolution de 1789 réalisa bientôt dans la pratique.

Ce qu'il y a de plus remarquable, c'est que Quesnay commença par enseigner ses doctrines à la cour, dans les régions les plus élevées, les plus aristocratiques. Il y trouva beaucoup d'élèves et de partisans qui goûtèrent ses spéculations et les adoptèrent, sans songer à la portée de ses principes et à leurs conséquences dans un avenir peu éloigné.

Ce fait historique, étrange en apparence, s'explique facilement, quand on connaît bien le génie du XVIIIe siècle et les tendances spéciales de l'esprit français dans cette période mémorable.

Quesnay était médecin de Louis XV, de la cour, des princes, de tous les grands seigneurs. Il inspirait la plus haute confiance par ses lumières, la justesse de son esprit, la rectitude et la fermeté de sa raison.

L'austérité de ses mœurs formait un contraste frappant avec la corruption, les habitudes légères et faciles de cette cour peuplée de courtisans et de favorites plus ou moins titrés, livrés par imitation ou par entraînement à toutes les jouissances sensuelles, qui ne leur laissaient souvent que de la lassitude et des regrets. L'on admirait cette vie calme, sérieuse, sereine, méditative, que le premier chirurgien du roi n'abandonna jamais ; car la folie s'incline devant la raison, tout en contestant avec elle, et le vice rend hommage à la vertu quoiqu'il se dérobe à ses préceptes, ou qu'il les accueille même avec un sourire dédaigneux ou railleur.

Quesnay possédait l'art de piquer la curiosité de ses illustres malades, de les intéresser à ces problèmes sociaux nouveaux pour eux, de les animer par la discussion et la controverse où ils pouvaient déployer la finesse de leur esprit. On l'écoutait avec plaisir, sans défiance, et l'on n'était pas fâché de fronder avec lui des préjugés séculaires, devant lesquels on faisait ainsi preuve d'indépendance, en s'enrôlant sous la bannière (alors à la mode) des *libres penseurs.* D'ailleurs Quesnay, malgré son libéralisme évident, n'en était pas moins, par ses convictions, ses principes, son dévouement, un *monarchiste* éprouvé.

Il ne se présentait pas comme un écrivain politique, un philosophe, un réformateur de profession ; il ne l'était pas non plus ou ne croyait pas l'être. Cette prétention était loin de sa pensée. Il restait toujours médecin, et discutait sur les *abus du pouvoir* comme dans son livre sur les *abus de la saignée.* Il ne fut jamais mêlé à aucune intrigue de cour, à aucun débat politique. Traiter les questions sociales et la société comme des questions médicales, comme des malades, paraissait à ses nobles interlocuteurs, une nouveauté curieuse qui devait donner lieu à des aperçus ingénieux et peut-être utiles. De plus, Quesnay apparaissait dans un moment où l'état financier de la cour et de l'aristocratie était peu satisfaisant.

Effrayé par les conséquences désastreuses du système de Law, Quesnay cherchait à ouvrir à son pays des sources de richesses abondantes et sûres. Il promettait aux grands seigneurs possesseurs de propriétés considérables dont ils ne voulaient point s'occuper, de nombreux trésors, en accordant quelques faveurs au commerce, à l'industrie, et surtout à l'agriculture. Ces concessions faciles leur souriaient, puisqu'elles leur offraient le moyen de s'enrichir, en se montrant généreux et conservant tous leurs priviléges. Aussi Louis XV fit-il imprimer à ses frais la *Psychologie* de Quesnay et ses *Economies royales de*

Sully, dont il tira lui-même plusieurs exemplaires. Il lui accorda des lettres de noblesse, l'appela *le grand penseur*, et lui donna *trois pensées pour armoiries*, avec cette devise : *Propter cogitationem mentis.*

Voici le fond du système de Quesnay (1) :

I. Dans l'*économie humaine*, la santé résulte de l'harmonie entre toutes les facultés, toutes les parties. De même dans le corps social, la santé provient d'une semblable harmonie dans les lois, les institutions, les mœurs, les diverses classes de la société. Quand tout cela est bon et fonctionne avec ensemble, l'état est florissant, riche, puissant, bon, heureux, facile à gouverner.

II. La meilleure forme de gouvernement est la monarchie, qui se recommande par son unité, par la facilité de donner de bons conseils et de faire connaître la vérité, non point à des multitudes ignorantes, mais à un prince éclairé et à un petit nombre d'hommes d'élite dont il est entouré. La Prusse doit sa puissance au génie de Frédéric, la Russie à celui de Pierre le Grand.

III. Quand l'harmonie est rompue, que les lois et les institutions sont mauvaises ou mal observées, que les mœurs se corrompent, que les diverses classes luttent les unes contre les autres, au lieu de travailler dans l'intérêt de tous, etc., les sociétés sont malades, déclinent, marchent vers leur ruine, comme les organismes humains placés dans de pareilles con-

(1) Nous exposons rapidement les idées fondamentales de Quesnay, sans les soumettre à un examen critique. Nous sommes loin de les accepter toutes; les travaux modernes les ont étendues, rectifiées, modifiées. Néanmoins ils lui ont fait des emprunts plus nombreux encore qu'on ne l'a pensé. Son idée principale, qui consiste à montrer les relations des problèmes médicaux avec les problèmes sociaux, a une grande fécondité; aussi réclame-t-on souvent les lumières des médecins dans une foule de sujets de ce genre. Chaque classe de la société a sa physiologie, une pathologie spéciale dans ses formes et dans sa nature. On a écrit plusieurs livres sur les maladies des artisans, des littérateurs, des hommes du monde, etc. Un traité complet des maladies spéciales propres aux diverses classes de la société, fournirait aux divers pays, aux différents siècles, des documents aussi curieux qu'utiles, et pourrait éclairer l'Administration sur des questions du plus haut intérêt.

ditions. La santé ne peut se rétablir que par des *crises violentes*, des *révolutions*, ou par de petites crises douces, successives, des *réformes* progressives, habilement ménagées. Ces *réformes seules*, quand elles sont sages, suffisantes, savamment mesurées, sauvent des révolutions, si elles ne sont point trop tardives. Colbert l'a démontré par les résultats pratiques les plus manifestes.

IV. Les réformes, comme les bons exemples, doivent venir d'en haut. Les classes supérieures n'hésiteront point à en prendre l'initiative ; elles pourront ainsi les dominer, les resserrer, les étendre, les modifier à leur gré. C'est leur honneur, leur intérêt, leur devoir. Les révolutions radicales viennent d'en bas. Elles sont tumultueuses, désordonnées, sans mesure; elles arrachent de vive force les réformes qu'on leur a volontairement refusées, et dépassent le but qu'il eût été facile d'atteindre sans secousses et par un mouvement régulier.

V. Les richesses font la force des états, pourvu que leurs progrès se développent harmoniquement avec ceux des vraies lumières, de la morale, des idées et des sentiments religieux.

VI. Les richesses véritables, celles qui ne nous échappent jamais, qui s'accroissent toujours, viennent du sol, surtout en France. C'est la matière première que l'industrie travaille, que le commerce répand. Accordez des priviléges spéciaux, des faveurs sans nombre à l'agriculture : c'est la plus noble des professions parce que c'est la plus utile. Nos vignes, nos champs, nos dépaissances sont les *mamelles* de notre pays, suivant l'heureuse expression de Henri IV et de Sully. C'est dans les champs qu'il faut semer des richesses pour recueillir d'inépuisables, d'incalculables trésors. C'est là que les générations se retrempent, qu'elles recouvrent la vigueur de l'esprit et du corps énervés par le séjour des villes ; c'est là que l'on retrouve les vertus solides, la pureté des mœurs, les croyances religieuses qui se perdent ou s'affaiblissent en s'en éloignant.

VII. Le commerce et l'industrie réclament, avant tout, la liberté. Là, point d'entraves, quand elles ne sont pas indispensables. Que les produits industriels et commerciaux puissent circuler largement, de manière à exciter l'émulation, une noble et honnête concurrence. Ici se trouve cette formule nette et significative de l'école économique de Quesnay : « *Laissez faire, laissez passer ;* tout le monde y gagnera : le trésor public, le consommateur, le producteur. » C'est le principe actuel du libre échange. De là découle une foule d'autres libertés, telles que l'abolition de la vénalité des charges, source de tant d'abus et qui faisait payer bien cher ce qu'elle pouvait rapporter, etc.

En vertu de ses doctrines, Quesnay relevait l'agriculture, le commerce, l'industrie dédaignés par l'aristocratie. Il montrait que là, c'est-à-dire dans les classes moyennes et laborieuses, résidait la source principale des richesses et des vertus ; que là se trouvait la plus grande force du pays ; qu'il fallait leur accorder d'amples libertés, des priviléges dont abusait la Noblesse ; qu'elles pouvaient, à ce prix, contribuer plus que les autres à sauver un état qui courait rapidement vers sa ruine.

Tout en restant progressives, les sages réformes qu'il proposait devenaient radicales. Par la libre discussion qu'il mettait en honneur, elles devaient conduire à toutes celles qui ont été conquises depuis avec tant d'oscillations et de labeurs. On eût dit qu'il prévoyait la révolution française et qu'il voulait en obtenir les bienfaits sans les acheter au prix de tant de sang, de bouleversements, de tempêtes.

A une haute intelligence Quesnay joignait les plus grandes vertus. On le comparait à Socrate. Comme le philosophe d'Athènes, il procédait, dans ses entretiens, par voie d'interrogation, et enseignait ses disciples en rattachant tout à quelques notions simples ; en unissant par des liens faciles ce qu'ils ignoraient à ce qu'ils savaient déjà. C'est ainsi qu'il ramenait les questions sociales les plus compliquées à des dogmes médicaux élémentaires. Naturiste en médecine, quoiqu'il sût agir vigoureusement quand le cas l'exigeait, il l'était aussi en politique.

De même que le médecin doit, en général, surveiller et aider la nature, de même les hommes d'État, les chefs des administrations réussissent le mieux par une surveillance bienveillante qui maintient et aide le fonctionnement régulier de toutes les parties, lève les obstacles, respecte le plus possible les libertés *professionnelles* et *individuelles*. Un bon gouvernement doit être ferme, sans rigueur ni violence; paternel et doux, sans faiblesse. Il doit simplifier autant que possible les rouages et les mécanismes régulateurs, maintenir l'harmonie, ne pas multiplier sans de bons motifs et ne pas faire trop sentir ses interventions. Un État régi par des lois justes, paternelles, précises, médiocrement compliquées, en rapport avec le génie d'un pays et d'une époque, marche en quelque sorte de lui-même, et se développe dans un progrès continu, sans secousses, sans point d'arrêt, sans effort. Il appliquait sans cesse ces principes devant le roi, les princes et leurs favoris.

Un homme d'État se plaignait à Mme de Pompadour des obstacles qu'il rencontrait autour de lui, et disait que, pour en finir, il fallait mener la France *à coups de hallebarde*. « C'est bien, lui dit Quesnay; mais qui doit mener et diriger la hallebarde? » — Après une discussion longue dans laquelle l'habile médecin fit prévaloir ses doctrines douces et conservatrices, il finit par cette conclusion : « Vous le voyez, il n'y a qu'un seul pouvoir capable de diriger convenablement la hallebarde: c'est l'*opinion publique*. Sachez donc vous en emparer par des conseils et des instructions sages. Consultez-la, comprenez-la et ne craignez pas de lui obéir. »

Il proclamait ainsi l'influence de l'*opinion publique,* de cette puissance si grande aujourd'hui, qui apparaissait à peine à l'horizon; mais il voulait qu'elle fût raisonnable, mûrie, calme et nettement accentuée, afin que l'on n'eût pas à craindre de s'égarer en lui obéissant.

« Le Dauphin lui disait, dans ses entretiens familiers, que les peuples étaient bien difficiles à gouverner, et la mission d'un roi très-compliquée, très-pénible. Celle du médecin l'est bien davantage, répondit Quesnay, quand il veut agir toujours et à tout prix. — Que feriez-vous donc si vous étiez roi? — Je ne ferais rien, je laisserais faire. — Et qui gouvernerait? — De bonnes lois. »

Quesnay rappelait ainsi un de ses axiomes favoris : « Dans un état bien organisé, il ne doit y avoir qu'un maître absolu, la loi. Il faut que les lois soient bonnes; mais il faut que tous s'y conforment, sans restriction, sans arrière-pensée. »

Le respect religieux pour le devoir et la loi, l'obéissance rigoureuse à leurs prescriptions et à leur esprit, constituent la première des vertus civiles. Sans elle le patriotisme est un mot vide de sens; la licence prend la place de la liberté qui se transforme en un despotisme universel : les passions seules gouvernent lorsque les lois ne gouvernent plus. Notre illustre médecin devançait son époque, et cependant la Cour l'écoutait avec faveur, parce qu'elle connaissait sa modestie, sa loyauté, sa franchise, son dévouement absolu à la monarchie. L'on savait que ses conseils n'étaient point inspirés par un vain désir de critique, mais par l'intérêt qu'il portait au roi, aux princes, à leurs conseillers. Ils semblaient faire partie de ses devoirs médicaux. Quesnay soutenait et prouvait que l'administration, la politique peuvent, comme la médecine, rester des sciences très-profondes, tout en devenant plus simples et plus naturelles. Le grand art consiste à observer, à surveiller, à aider doucement et d'une manière continue le progrès naturel des choses; à agir sobrement dans les cas ordinaires; à être réservé, circonspect, quoique résolu, dans les actes majeurs, et à n'y recourir que dans le moment opportun. Ses axiomes administratifs, comme ses axiomes médicaux, étaient courts, simples, peu nombreux, nets et précis. Il comparait les formules législatives et politiques compliquées à des formules *polypharmaceutiques* composées d'une multitude de médicaments qui se combattent et fatiguent les malades au profit de la maladie.

Les publicistes anglais affirment qu'une des grandes forces de l'Angleterre, une des causes majeures de sa prospérité, c'est le respect absolu pour la loi et pour les obligations qu'elle impose, les honneurs et les faveurs accordés au travail. Ces sentiments incarnés chez les populations britanniques sont en elles une seconde nature. Tout le monde s'incline avec amour devant l'autorité de la loi et de ceux qui la représentent. Ennemis des changements brusques, les grands corps politiques anglais n'accomplissent que successivement et avec maturité les réformes majeures, réclamées même par l'opinion publique. Ils arrivent néanmoins aux transformations les plus profondes, quand leur utilité est bien démontrée; mais ils y parviennent par des modifications successives, opportunes, habilement ménagées, de telle sorte que leurs lois fondamentales se maintiennent dans ce qu'elles ont d'essentiel, quoiqu'elles admettent tout progrès véritable avec une étendue sans limites. En Angleterre, la force publique, l'autorité légale conservent toute leur puissance, et les citoyens toute leur liberté, parce que les lois respectent et protègent les hommes, comme les hommes respectent et protègent les lois.

Quelle que puisse être la justesse de ces appréciations que nous n'avons point à discuter en ce moment, gardons-nous d'une anglomanie exagérée. Chaque peuple a son génie national; le lot qui nous est échu est trop bon pour nous hâter de le changer. Rendons hommage, sans prévention, à ce qu'il y a de bien chez les autres peuples; imitons-les quand nous le trouvons convenable, utile, en l'accommodant à notre esprit même; mais n'oublions pas que l'initiative et la diffusion des idées et des principes le plus amplement législateurs et humanitaires appartiennent à notre pays.

Notre XVIIe siècle a été le plus magnifique des grands siècles; il a donné au monde, avec ses admirables écrivains, des types littéraires en tout genre, qui n'ont jamais été surpassés; avec Descartes et son école, la philosophie la plus haute et la plus pratique : il nous a enseigné l'art de penser et d'agir, et a préparé la rénovation de toutes les sciences.

Le XVIIIe siècle a vu naître parmi nous l'économie politique, l'*Esprit des lois* de Montesquieu, l'examen approfondi des principes sur lesquels reposent la grandeur, la richesse, la dignité, la force véritable des nations; enfin, la révolution française, qui a failli embraser le monde après l'avoir éclairé, et qui deviendra, n'en doutons pas, le commencement d'une ère nouvelle, au sein de laquelle les peuples régénérés se reposeront en s'habituant à allier partout, au dedans comme au dehors, l'accomplissement de tous les devoirs avec le respect de tous les droits.

Placé sur le seuil même de ce brillant avenir, le XIXe siècle est appelé à ouvrir la route et à s'engager hardiment dans cette voie aussi difficile que glorieuse. Instruit par les enseignements du passé, dont il évitera les fautes en fécondant toutes les richesses qu'il nous a léguées, il aura assez de force et de sagesse pour ne pas faillir à cette grande et noble mission.

Nous avons rappelé en peu de mots les titres qui légitiment notre orgueil national qu'on affecte trop souvent de nous reprocher. Renfermé dans ses vraies limites, il est une de nos vertus. Nous n'avons pas besoin de solliciter les faveurs de l'histoire ; il nous suffit de réclamer sa justice.

FIN.

www.ingramcontent.com/pod-product-compliance
Ingram Content Group UK Ltd.
Pitfield, Milton Keynes, MK11 3LW, UK
UKHW021019180726
13838UKWH00004B/1581